中医自学入门系列

针灸
自学入门

杨翠秒◎主编

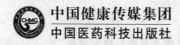

中国健康传媒集团
中国医药科技出版社

内容提要

本书介绍了经络腧穴、刺灸方法及针灸治疗等内容。从腧穴释名、定位、功能、主治、配伍及操作等几个方面详细深入地介绍了每条经络的常用重点腧穴、毫针刺法、灸法和拔罐法及临床常见疾病的治疗，部分疾病增加了歌诀，便于中医自学者理解记忆。

图书在版编目（CIP）数据

针灸自学入门/杨翠秒主编. —北京：中国医药科技出版社，2016.11
（2024.9重印）（中医自学入门系列）
ISBN 978-7-5067-8537-2

I. ①针… II. ①杨… III. ①针灸疗法-基本知识 IV. ①R245

中国版本图书馆 CIP 数据核字（2016）第 231811 号

美术编辑 陈君杞
版式设计 张 璐

出版 **中国健康传媒集团**｜中国医药科技出版社
地址 北京市海淀区文慧园北路甲 22 号
邮编 100082
电话 发行：010-62227427 邮购：010-62236938
网址 www.cmstp.com
规格 710×1000mm ¼₆
印张 11
字数 163 千字
版次 2016 年 11 月第 1 版
印次 2024 年 9 月第 5 次印刷
印刷 河北环京美印刷有限公司
经销 全国各地新华书店
书号 ISBN 978-7-5067-8537-2
定价 **29.00 元**

总　前　言

"中医药学是中国古代科学的瑰宝，也是打开中华文明宝库的钥匙。"这是习近平总书记对中医药学的地位和作用的肯定。

长期以来，中医药为我国人民的繁衍昌盛做出了卓越的贡献，在群众中有着非常深厚与广泛的基础，但中医药在人们心目中的形象往往是"理论深奥，实践时间长"，"一个老头三个指头"，"疗效慢"，"服药时间长"，"天然无毒副作用"，等等。这些是不明中医药者对中医药的偏见。由于西医学对一些疾病束手无策，人们崇尚自然与健康的观念增强，人们开始将目光转向有着几千年悠久历史的中医药，渴望掌握一些中医药知识，为自己、为家人解决一些简单的健康问题。

中医药理论具有系统性，与我们的生活息息相关，理解应用起来比较容易，只要学习得法，在短时间内掌握中医药学知识并不是难事。对于广大群众来说，掌握一些中医药知识的最终目的并不是从事医疗工作，而是掌握一些知识来进行养生、保健，解决日常生活中遇到的简单的健康问题。根据这个需要，我们编写了"中医自学入门系列丛书"，以帮助广大读者从根本上掌握、理解、应用中医药相关知识并解决实际问题。

中医药的保健与治疗包括内治与外治两个方面，内治法包括理、法、方、药等，主要手段是食物与药物，外治法的基础是经络与腧穴，可以采取推拿、针灸、刮痧、拔罐等方法。故本丛书分为《中医基础知识自学入门》《中药自学入门》《方剂自学入门》《针灸自学入门》四册，涵盖了中医理、法、方、药及针灸等各个方面。本丛书编写者均为在教学、临床第一线工作十余年的教师及医师，有着深厚的理论与实践功底，了解人们的所想所需。

本套丛书的编写参考了多个版本的教材和相关书籍，在此一并向所参考书籍的作者表示衷心的感谢。本丛书内容全面，叙述简明，可作为广大中医爱好者和中医初学者的入门书籍。

由于编者水平有限，难免有不足之处，还请同行、专家、学者批评指正。

编　者

2016 年 5 月

编写说明

  针灸学是以中医理论为指导，经络腧穴理论为基础，运用针刺和艾灸等方法防治疾病的一门学科。它是中医学的重要组成部分，其内容包括经络腧穴总论各论、刺灸方法及针灸治疗等部分。针灸具有治疗范围广、疗效明显、操作方便、经济安全、易推广等特点。

  本书在编写过程中，本着简单、明了、易学的目的从经络腧穴、刺灸方法及临床治疗三个部分来阐述。每一部分都会让读者从中发现与其他书籍不同之处，经络腧穴各论里面的经络循行更一目了然，每个腧穴的介绍也让读者理解得更全面，从腧穴释名、定位、功能、主治、配伍及操作几个方面详细深入地介绍了每一条经络的常用重点腧穴；刺灸方法部分分别介绍了毫针刺法、灸法和拔罐法；针灸治疗部分从概述、主证、治法、处方及分型配伍几个方面介绍了临床常见疾病的治疗，增加了歌诀，便于读者记忆。相信大家在读了这本书之后会对经络的循行更加清楚；对重点腧穴的理解更加具体；对中医传统治疗如毫针刺法、灸法、拔罐的操作更加明了；对常见疾病的针灸治疗认识得更加清晰，从而对针灸学拥有更新的体会，对针灸学习以及针灸治疗疾病产生更大的信心。

  在成书的过程中，作者参阅借鉴了古今许多医家的著作和医疗经验，谨于此向各位先贤拜谢。希望这本书能给初学者以最明晰的路标，使之成为中医学留给我们化繁为简的不变法则和斩病宝剑，这也是本书有别于其他教材的一大特色。

编 者

2016 年 5 月

目　录

第一章　经　络　总　论

经络是人体内沟通表里、运行气血的通路，包括经脉和络脉。如同网络，纵横交错、网布全身，是系统的分支部分。《灵枢·脉度》记载："经脉为里，支而横者为络，络之别者为孙。"

经络系统中有经气的循环流注，对全身所有的组织、器官的功能起着一定的推动作用。同时，通过经气的运行，将人体的组织器官、四肢百骸联络成一个有机的整体，调节全身各部的功能，运行气血，协调阴阳，从而使整个机体保持协调和相对平衡。

经络学说是阐述人体经络系统的循行分布、生理功能、病理变化及其与脏腑相互关系的一个系统的理论，是中医学理论体系的重要组成部分，贯穿于中医学的生理、病理、诊断和治疗等各个方面，几千年来一直指导着中医各科的临床实践，尤其与针灸学科的关系最为密切。

第一节　经络系统的组成

经络系统由十二经脉、奇经八脉、十五络脉和十二经别、十二经筋、十二皮部以及难以计数的孙络等构成。"经"包括十二经脉、十二经别、奇经八脉；"络"包括十五络脉、浮络、孙络等。经筋是十二经脉所属的筋的部分；皮部是十二经脉功能活动反映于体表的部位。

一、十二经脉

十二经脉是十二脏腑所属的经脉。每一脏腑都各系一经，分左右循行于头面、躯干、四肢，是经络系统的主体，故又称为"十二正经"。

（一）十二经脉的命名规律

十二经脉的名称是由阴阳、脏腑、手足三部分组成。根据阴阳消长变化规律，阴阳又划分为三阴三阳，三阴为太阴、少阴、厥阴，三阳为阳明、太阳、少阳。根据上述命名规律，十二经脉的名称分别为手太阴肺经、手阳明大肠经、足阳明胃经、足太阴脾经、手少阴心经、手太阳小肠经、足太阳膀胱经、足少阴肾经、手厥阴心包经、手少阳三焦经、足少阳胆经、足厥阴肝经（图1-1）。

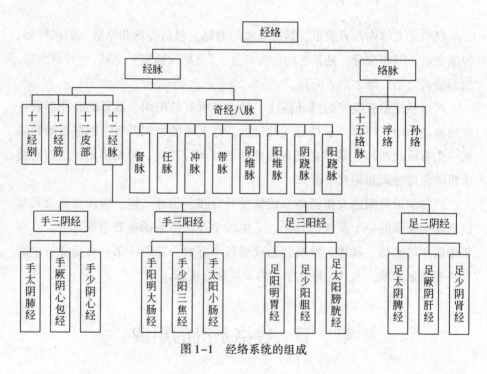

图1-1　经络系统的组成

（二）十二经脉的分布规律

十二经脉在体表左右对称地分布于头面、躯干和四肢，纵贯全身。六阴经分布于四肢内侧和胸腹，六阳经分布于是四肢外侧和头面、躯干（表1-1）。十二经脉在四肢的分布规律是，三阴经上肢分别为手太阴肺经在前，手厥阴心包经在中，手少阴心经在后；下肢分别为足太阴脾经在前，足厥阴肝经在中，足少阴肾经在后。其中足三阴经在足内踝以下为厥阴在前、太阴在中、少阴在后，至内踝8寸以上，太阴交出于厥阴之前。三阳经上肢分别为手阳明大肠经在前、手少阳三焦经在中、手太阳小肠经在后，下肢分别为足阳明胃经在前、足少阳胆经在中、足太阳膀胱经在后。十二经脉在躯干部的分布是，足少阴肾经在胸中线旁开 2 寸，腹中线旁开 0.5 寸处；足太阴脾经行于胸中线旁开 6 寸，腹中线旁开 4 寸处；足厥阴肝经循行规律性不强。足阳明胃经分布于胸中线旁开 4 寸，腹中线旁开 2 寸；足太阳膀胱经行于背部，分别于背正中线旁开 1.5 寸和 3 寸；足少阳胆经分布于身之侧面。

表1–1　十二经脉名称表

部位	阴经（属脏）	阳经（属腑）	循行部位（阴经行于内侧，阳经行于外侧）	
手	太阴肺经	阳明大肠经	上肢	前线
	厥阴心包经	少阳三焦经		中线
	少阴心经	太阳小肠经		后线
足	太阴脾经	阳明胃经	下肢	前线
	厥阴肝经	少阳胆经		中线
	少阴肾经	太阳膀胱经		后线

（三）十二经脉的表里关系

十二经脉通过经别和别络相互沟通，组成六对"表里相合"关系，即"足太阳与少阴为表里，少阳与厥阴为表里，阳明与太阴为表里，是足之阴阳也。手太阳与少阴为表里，少阳与心主（手厥阴心包经）为表里，阳明与太阴为表里，是手之阴阳也。"

（四）十二经脉的循行走向与交接规律

十二经脉的循行走向总的规律是：手三阴经从胸走手，手三阳经从手走头，足三阳经从头走足，足三阴经从足走胸腹（图1–2）。

十二经脉循行交接规律是：①阴经与阳经（互为表里）在手足末端相交。如手太阴肺经与手阳明大肠经交接于食指端。②阳经与阳经（同名经）在头面部相交。如手阳明大肠经与足阳明胃经交接于鼻旁。③阴经与阴经在胸部相交。如足太阴脾经与手少阴心经交接于心中（图1–3）。

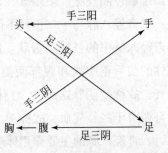

图1–2　十二经脉走向交接
规律示意图

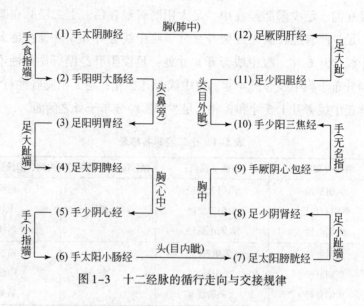

图1-3　十二经脉的循行走向与交接规律

（五）十二经脉的气血循环流注

十二经脉的气血流注从肺经开始逐渐相传，至肝经而终，再由肝经复传于肺经，流注不已，从而构成了周而复始、如环无端的循环传注系统。十二经脉的流注次序为：起于肺经→大肠经→胃经→脾经→心经→小肠经→膀胱经→肾经→心包经→三焦经→胆经→肝经，最后又回到肺经。周而复始，环流不息。

二、奇经八脉

奇经八脉，指别道奇行的经脉，包括任脉、督脉、冲脉、带脉、阴维脉、阳维脉、阴跷脉、阳跷脉共8条，故称奇经八脉。

奇经八脉与十二正经不同，不直接隶属于十二脏腑，也无表里配合关系。奇经八脉中的任脉、督脉、冲脉皆起于胞中，同出于会阴，而分别循行于人体的前后正中线和腹部两侧，故称为"一源三歧"。任脉可调节全身阴经脉气，故称"阴脉之海"；督脉可调节全身阳经脉气，故称"阳脉之海"；冲脉可调节十二经气血，故称"十二经脉之海"，又称"血海"。

奇经八脉的主要作用体现在两方面：其一，沟通了十二经脉之间的联系，将部位相近、功能相似的经脉联系起来，起到统摄有关经脉气血、协调阴阳的作用；其二，对十二经脉气血有蓄积和渗灌的调节作用。

第二节 经络的作用和经络学说的临床应用

一、经络的作用

(一) 联系脏腑，沟通内外

人体的五脏六腑、四肢百骸、五官九窍、皮肉筋骨等组织器官，之所以能保持相对的协调与统一，完成正常的生理活动，是依靠经络系统的联络沟通而实现的。经络的联络沟通作用，还反映在经络具有传导功能。体表感受病邪和各种刺激，可传导于脏腑；脏腑的生理功能失常，亦可反映于体表。这些都是经络联络沟通作用的具体表现。

(二) 运行气血，营养全身

气血是人体生命活动的物质基础，全身各组织器官只有得到气血的温养和濡润才能完成正常的生理功能。经络是人体气血运行的通道，能将营养物质输布到全身各组织脏器，使脏腑组织得以营养，筋骨得以濡润，关节得以通利。

(三) 抗御病邪，保卫机体

经络"行血气"而使营卫之气密布周身，在内和调于五脏，洒陈于六腑，在外抗御病邪，防止内侵。外邪侵犯人体由表及里，先从皮毛开始，卫气首当其冲发挥其抗御外邪、保卫机体的屏障作用。

二、经络学说的临床应用

(一) 解释病理变化

某一经络功能异常，就易遭受外邪的侵袭，既病之后，外邪又可沿着经络进一步内传脏腑。经络不仅是外邪由表入里的传变途径，而且也是内脏之间、内脏与体表组织间病变相互影响的途径。

(二) 协助疾病诊断

由于经络有一定的循行部位和脏腑络属，可以反映所属脏腑的病证。因而在临床上，就可以根据疾病所出现的症状，结合经络循行的部位及所联系的脏腑，作为临床诊断的依据。

（三）指导临床治疗

经络学说早已被广泛用于指导临床各科的治疗，特别是针灸、按摩和中药处方。如针灸中的"循经取穴法"，就是经络学说的具体应用。

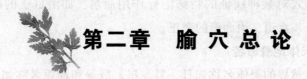

第二章 腧穴总论

第一节 腧穴的分类和命名

一、腧穴的分类

全身腧穴，按照是否归入十四经脉、是否有固定部位和名称，总体上可归纳为十四经穴、奇穴、阿是穴三类。

1. 十四经穴

是指具有固定的名称和位置，且归属于十二经和任脉、督脉的腧穴。这类腧穴具有主治本经和所属脏腑病证的共同作用。因此，归纳于十四经脉系统中，简称"经穴"，是腧穴的主要部分。

2. 奇穴

是指既有一定的名称，又有明确的位置，但尚未归入或不便归入十四经系统的腧穴。这类腧穴的主治范围比较单纯，多数对某些病证有特殊疗效，因而未归入十四经系统，故又称"经外奇穴"。

3. 阿是穴

是指既无固定名称，亦无固定位置，而是以压痛点或其他反应点作为针灸施术部位的一类腧穴。又称"天应穴""不定穴""压痛点"等。

二、腧穴的命名

腧穴的名称以腧穴所居部位和作用为基础，结合自然界现象和医学理论等，采用取类比象的方法对腧穴命名。了解腧穴命名的含意，有助于熟悉、记忆腧穴的部位和治疗作用。兹将腧穴命名择要分类说明如下：

1. 根据所在部位命名

即根据腧穴所在的人体解剖部位而命名，如腕旁的腕骨，乳下的乳根，面部颧骨下的颧髎，第 7 颈椎棘突下的大椎等。

2. 根据治疗作用命名

即根据腧穴对某种病证的特殊治疗作用命名，如治目疾的睛明、光明，治水肿的水分、水道，治面瘫的牵正。

3. 利用天体地貌命名

即根据自然界的天体名称如日、月、星、辰等和地貌名称如山、陵、丘、墟、溪、谷、沟、泽、池、泉、海、渎等，结合腧穴所在部位的形态或气血流注的状况而命名，如日月、上星、太乙、承山、大陵、商丘、丘墟、太溪、合谷、水沟、曲泽、涌泉、小海、四渎等。

4. 参照动植物命名

即根据动植物的名称，以形容腧穴所在部位的形象而命名，如伏兔、鱼际、犊鼻、鹤顶、攒竹、口禾髎等。

5. 借助建筑物命名

即根据建筑物来形容某些腧穴所在部位的形态或作用特点而命名，如天井、印堂、巨阙、脑户、屋翳、膺窗、库房、地仓、气户、梁门等。

6. 结合中医学理论命名

即根据腧穴部位或治疗作用，结合阴阳、脏腑、经络、气血等中医学理论命名，如阴陵泉、阳陵泉、心俞、三阴交、三阳络、百会、气海、血海、神堂、魄户等。

第二节 腧穴的主治特点和规律

一、腧穴的主治特点

腧穴的主治特点主要表现在三个方面，即近治作用、远治作用和特殊作用。

（一）近治作用

近治作用是腧穴均可以治疗其所在部位局部及邻近组织、器官病证的作用。这是一切腧穴主治作用所具有的共同特点，即"腧穴所在，主治所在"。古人总结的"以痛为腧""阿是穴"等，也体现了腧穴治疗邻近局部病证的特点。

（二）远治作用

远治作用是腧穴可以治疗其远隔部位的脏腑、组织器官病证的作用，即"经脉所过，主治所及"。十四经穴，尤其是十二经脉中位于四肢肘膝关节以下的经穴，远治作用尤为突出。

（三）特殊作用

特殊作用是指某些腧穴具有双向的良性调整作用和相对的特异治疗作用。如腹泻时针天枢穴可止泻，便秘时针天枢可以通便。此外，腧穴的治疗作用还具有相对的特异性，如大椎穴退热，阑尾穴治疗阑尾炎。

二、腧穴主治规律

腧穴（主要指十四经穴）的主治呈现出一定的规律性，主要有分经主治和分部主治两大规律。大体上，四肢部经穴以分经主治为主，头身部经穴以分部主治为主。

（一）分经主治规律

分经主治，是指某一经脉所属的经穴均可治疗该经循行部位及其相应脏腑的病证，即所谓"定经不定穴"。实践证明，同一经脉的不同经穴，可以治疗本经相同病证。如手太阴肺经的尺泽、孔最、列缺、鱼际，均可治疗咳嗽、气喘等肺系疾患，也说明腧穴有分经主治规律。根据腧穴的分经主治规律，后世医家在针灸治疗上有"宁失其穴，勿失其经"之说。

另外，手三阳、手三阴、足三阳、足三阴、任脉和督脉经穴既具有各自的分经主治规律，同时又在某些主治上有共同点。如任脉穴有回阳、固脱及强壮作用；督脉穴可治疗中风、昏迷、热病、头面病；而二经穴均可治疗神志病、脏腑病、妇科病。

（二）分部主治规律

分部主治，是指处于身体某一部位的腧穴均可治疗该部位及某类病证，即腧穴的分部主治与腧穴的位置特点相关。如位于头面、颈项部的腧穴，以治疗头面五官及颈项部病证为主，后头区及项区穴又可治疗神志病等。

第三节 特 定 穴

十四经穴中，具有相似或相近特殊性能、主治特点或作用的若干腧穴，称为特定穴。特定穴是针灸临床最常用的经穴，掌握特定穴的有关知识，对针灸临床选穴具有重要的指导意义。特定穴主要有"五输穴""原穴""络穴""郄穴""下合穴""背俞穴""募穴""八会穴""八脉交会穴"和"交会穴"等10类。

一、五输穴

1. 概念 是十二经脉各经分布于肘膝关节以下的五个重要腧穴，即"井、荥、输、经、合"穴。

2. 特点 各经的五输穴从四肢末端起向肘膝方向依次排列，并以水流大小的不同名称命名，比喻各经脉气自四肢末端向上，像水流一样由小到大，由浅入深的特点。

3. 含义 古代医家把经气在经脉中运行的情况，比作自然界的水流，以说明经气的出入和经过部位的深浅及其不同作用。

"井"——经气所出，喻水的源头。

"荥"——经气所溜，喻刚出的泉水微流。

"输"——经气所注，喻水流由浅入深。

"经"——经气所行，喻水在通畅的河中流过。

"合"——最后经气充盛，由此深入，进而汇合于脏腑，恰喻百川汇合入海。

《灵枢·九针十二原》指出："所出为井，所溜为荥，所注为输，所行为经，所入为合。"这是对五输穴经气流注特点的概括。五输穴与五行相配，故又有"五行输"之称。

4. 主治范围 《难经·六十八难》："井主心下满，荥主身热，输主体重节痛，经主喘咳寒热，合主逆气而泄。"概括了五输穴的主治范围。

井穴——交通阴阳气血的作用，多用于急救，有开窍醒神、消炎镇痛之效。

荥穴——均可退热。

输穴——多用于止痛，兼治身体沉重由水湿所致者。

经穴——主治外感病，咳嗽，哮喘。

合穴——治六腑病，如呕吐、泄泻、头晕、头胀，可将上逆之气向下引。

二、原穴

1. 概念 原穴是脏腑的原气经过和留止的部位。

2. 特点 分布在腕、踝关节附近。

3. 含义 十二经各有一个原穴，合为"十二原"。阴经"以输为原"，阳经另外有一个原穴。

4. 主治 治疗各自所属脏、腑病变。

三、络穴

1. 概念 络穴是十二经脉、任脉、督脉等别络和脾之大络从经脉分出处的腧穴，合称"十五络穴"。

2. 特点 位于四肢肘膝关节以下；任脉络穴鸠尾位于上腹部；督脉络穴长强位于尾骶部；脾之大络大包穴位于胸胁部。

3. 主治 治疗表里两经和络脉分布部位的病证。

四、郄穴

1. 概念 郄穴是十二经脉和奇经八脉中的阴跷、阳跷、阴维、阳维脉之经气深聚的部位，共有 16 个。

2. 特点 除胃经的梁丘之外，郄穴都分布于四肢肘膝关节以下。

3. 主治 郄穴在临床上用于治疗本经循行部位及所属脏腑的急性病证。阴经郄穴多治血证，阳经郄穴多治急性疼痛。郄穴亦有诊断作用，当某脏腑有病变时，可按压郄穴进行检查。

五、背俞穴

1. 概念 背俞穴是脏腑之气输注于背腰部的腧穴，又称为"俞穴"。六脏六腑各有一背俞穴，共 12 个。

2. 特点 背俞穴均位于背腰部足太阳膀胱经第 1 侧线上，大体依脏腑位置的高低而上下排列，并分别冠以脏腑之名，即肺俞、厥阴俞、心俞、肝俞、胆俞、脾俞、胃俞、三焦俞、肾俞、大肠俞、小肠俞、膀胱俞。

3. 主治 背俞穴除治疗相应脏腑病外，还可治疗与该脏腑有相关联系的五官病、肢体病。背俞穴常和募穴配伍，治疗脏腑病。

六、募穴

1. 概念 募穴是脏腑之气汇聚于胸腹部的腧穴，又称为"腹募穴"。六脏六腑各有一募穴，共 12 个。

2. 特点 募穴均位于胸腹部有关经脉上，其位置与其相关脏腑所处部位相近。

3. 主治 募穴多以脏腑及局部疾病为主。

七、下合穴

1. 概念 下合穴是六腑之气下合于下肢足三阳经的腧穴，又称"六腑下合穴"。下合穴共有 6 个。

2. 特点 胃、胆、膀胱的下合穴位于本经，大肠、小肠的下合穴同位于胃经，三焦的下合穴位于膀胱经。

3. 主治 "合治内腑"。

八、八会穴

1. 概念 八会穴即脏、腑、气、血、筋、脉、骨、髓的精气分别会聚之处的 8 个腧穴。

2. 特点 分布于四肢部和躯干部，各穴与其他特定穴多互有重复。

3. 主治

脏会——章门，主治脏病；　　　　腑会——中脘，主治腑病；

气会——膻中，主治气病；　　　　血会——膈俞，主治血病；

骨会——大杼，主治骨病；　　　　筋会——阳陵泉，主治筋病；

脉会——太渊，主治脉病；　　　　髓会——绝骨，主治髓病。

九、八脉交会穴

1. 概念 八脉交会穴是与奇经八脉脉气相通的 8 个腧穴，又称为"交经八穴"。

2. 特点 八脉交会穴均位于肘膝部的上下。

3. 主治 既可以治疗所属经脉的病证，又可以治疗奇经八脉的病证。

十、交会穴

交会穴是两经或数经相交会的腧穴。交会穴多分布于头面、躯干部。

第四节 腧穴的定位方法

临床上寻取腧穴的位置，称为取穴。取穴是否准确，直接影响针灸的疗效。因此，针灸治疗，强调取穴准确。《灵枢·邪气脏腑病形》指出："刺此者，必中气穴，无中肉节。"《备急千金要方》亦载："灸时孔穴不正，无益于事，徒破好肉耳。"常用的腧穴定位方法有以下 4 种。

一、体表解剖标志定位法

体表解剖标志定位法是以人体解剖学的各种体表标志为依据来确定腧穴位置的方法，又称自然标志定位法。

体表解剖标志定位法可分为：

1. 固定的标志

指各部位由骨节、肌肉所形成的突起、凹陷及五官轮廓、发际、指（趾）甲、乳头、肚脐等，是在自然姿势下可见的标志，可以借助这些标志确定腧穴的位置。如以腓骨小头为标志，在其前下方凹陷中定阳陵泉；以足内踝尖为标志，在其上 3 寸，胫骨内侧缘后方定三阴交；以眉头定攒竹；以脐为标志，脐中即为神阙，其旁开 2 寸定天枢等。

2. 活动的标志

指各部的关节、肌肉、肌腱、皮肤随着活动而出现的空隙、凹陷、皱纹、尖端等，是在活动姿势下才会出现的标志，据此亦可确定腧穴的位置。如在耳屏与下颌关节之间，微张口呈凹陷处取听宫；下颌角前上方约 1 横指当咬肌隆起、按之凹陷处取颊车等。

二、骨度分寸定位法

骨度分寸定位法是指主要以骨节为标志，将两骨节之间的长度折量为一定的分寸，用以确定腧穴位置的方法。不论男女、老少、高矮、胖瘦，均可按一定的骨度分寸在其自身测量。现时采用的骨度分寸是以《灵枢·骨度》所规定的人体各部的分寸为基础，结合历代医家创用的折量分寸而确定的。如前后发际间为 12 寸；两乳头之间为 8 寸；胸骨体下缘至脐中为 8 寸；脐孔至耻骨联合上缘为 5 寸；肩胛骨内缘至背正中线为 3 寸；腋前（后）横纹至肘横纹约 9 寸；肘横纹至腕横纹为 12 寸；股骨大粗隆（大转子）至膝中为 19 寸；膝中至外踝尖为 16 寸；胫骨内侧髁下缘至内踝尖为 13 寸；外踝尖至足底为 3 寸（见图 2-1）。

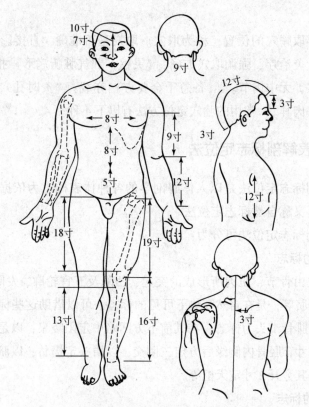

图 2-1　常用骨度分寸示意图

三、手指同身寸定位法

手指同身寸定位法，是指依据患者本人手指为尺寸折量标准来量取腧穴的定位方法，又称"指寸法"。常用的手指同身寸有以下3种。

1. 拇指同身寸

以患者拇指的指间关节的宽度作为1寸。[图2-2（1）]

2. 中指同身寸

以患者中指中节桡侧两端纹头（拇、中指屈曲成环形）之间的距离作为1寸。[图2-2（2）]

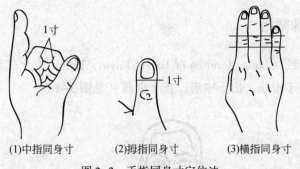

(1)中指同身寸　　(2)拇指同身寸　　(3)横指同身寸

图2-2　手指同身寸定位法

3. 横指同身寸

令患者将食指、中指、无名指、和小指并拢，以中指中节横纹为标准，其四指的宽度作为3寸。四指相并名曰"一夫"；用横指同身寸量取腧穴，又名"一夫法"[图2-2（3）]。

四、简便取穴法

此法是临床上一种简便易行的方法。如垂手中指端取风市，两手虎口自然平直交叉，在食指端到达处取列缺穴等。

第三章　经络腧穴各论

第一节　手太阴肺经

一、经脉循行

手太阴肺经（Lung Meridian of Hand-Taiyin, LU.）为十二经脉气血流注的始发经。起于中焦，出于中府，止于少商（见图 3-1）。

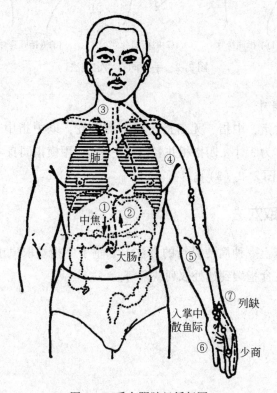

图 3-1　手太阴肺经循行图

1. 体表循行

起于胸部外上方的中府穴→上肢内侧前缘→止于拇指桡侧端的少商穴

↓

腕后1.5寸→食指端交大肠经

2. 体内联系

属肺，络大肠，并与胃、气管、喉咙联系。

二、主要病候

1. 表现为肺、大肠、喉咙等相关脏腑器官的病候，如咳嗽、气喘、肺胀、胸满、烦心、小便异常等。

2. 外经病候，肩臂疼痛等。

三、主治概要

本经腧穴主治头面、喉、胸、肺病和经脉循行部位的其他病证（见表3-1）。

表3-1 手太阴肺经主治规律

躯干部腧穴	中府	近治作用为主		肺、胸病变	
肘膝以下腧穴	尺泽	远治作用 胸、肺、喉病	特 殊 作 用	急性吐泻、小儿惊风	
	孔最			咳血	
	列缺			头痛、项强	
	太渊			无脉证	
	鱼际			发热、失音	
	少商			咽喉肿痛、昏迷	

四、本经腧穴

本经腧穴主要分布于胸部、上肢外侧前缘、手部。

本经共有腧穴11个。重点穴：中府、尺泽、孔最、列缺、太渊、鱼际、少商。

应掌握的解剖标志：胸骨角、锁骨、第1肋间隙、腋前皱襞、肱二头肌、肱二头肌肌腱、桡骨茎突、腕横纹、桡动脉、第1掌骨、赤白肉际、指甲角等。

1. 中府 LU 5（肺之募穴）

【穴名释义】中，指中焦。穴当中焦脾胃之气汇聚肺经的部位。

【定位】前正中线旁开6寸，平第一肋间隙处（见图3-2）。

【功效】宽胸理气，清热宣肺。

【主治】①肺经病：咳嗽、气喘；②局部病症：胸痛、胸部胀满、肩背痛。

【配伍】配伍肺俞为俞募配穴法，主治咳嗽、哮喘等肺系疾病；配伍内关治胸痛；配伍大椎、孔最治肺炎。

【操作】向外斜刺或平刺0.5~0.8寸，不宜向内深刺，免伤肺脏和胸膜。

2. 尺泽 LU 5（合穴）

【穴名释义】前臂部总称"尺"；泽，指沼泽、低凹处；本穴在肘部凹陷处，故名尺泽。

【定位】在肘横纹中，肱二头肌腱桡侧凹陷处（见图3-3）。

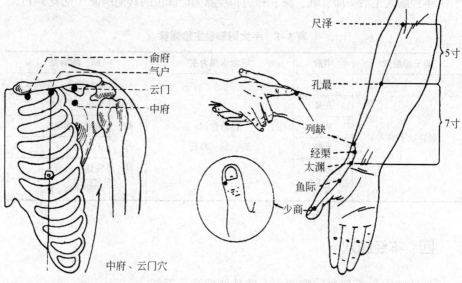

图3-2 手太阴肺经局部循行图　　　　图3-3 手太阴肺经上臂部循行图

【功效】清泄肺热，降逆止咳。

【主治】①咳嗽，气喘，咯血，潮热，咽喉肿痛；②吐泻，腹痛；③小儿急、慢惊风；④肘臂挛痛，瘫痪。

【配伍】配伍太渊、经渠，治咳嗽，气喘；配伍孔最，治咳血，潮热；配伍曲池，治肘臂挛痛。

【操作】直刺 0.8 ~ 1.2 寸，或点刺放血；可灸。

3. 孔最 LU 6（郄穴）

【穴名释义】孔，孔隙；最，聚也。穴为手太阴郄穴，为本经气血深聚所在，故名。

【定位】在前臂掌面桡侧，当尺泽与太渊连线上，腕横纹上 7 寸（见图 3-3）。

【功效】调理肺气，清热止血。

【主治】①咳嗽，气喘，咯血，咽喉肿痛，失音，热病无汗；②急性出血病证（呼吸系统多用），痔疮出血；③肘臂挛痛。

【配伍】配伍肺俞、尺泽，治咳嗽、气喘；配伍鱼际，治咳血。

【操作】直刺 0.5 ~ 1.0 寸；可灸。

4. 列缺 LU 7（络穴；八脉交会穴，通任脉）

【穴名释义】列，分解，裂开；缺，缺口，空隙。穴为手太阴络穴，自分支别走阳明，有如裂隙，故名列缺。

【定位】在前臂桡侧缘，桡骨茎突上方，腕横纹上 1.5 寸。当肱桡肌与拇长展肌腱之间（见图 3-3）。

【功效】宣肺理气，疏风解表，通经活络。

【主治】①外感头痛，项强，咳嗽，气喘，咽喉肿痛（"四总穴歌"载："头项寻列缺"）；②口㖞，齿痛。

【配伍】配伍合谷，治伤风、头痛、项强；配伍肺俞，治咳嗽气喘。

【操作】向上斜刺 0.3 ~ 0.5 寸；可灸。

5. 太渊 LU 9（输穴；原穴；八会穴之脉会）

【穴名释义】太，大也；渊，深也，指博大而深。穴为肺经之原穴，又为脉会，故名太渊。

【定位】在腕掌侧横纹桡侧，桡动脉搏动处（见图 3-3）。

【功效】清热宣肺，止咳利咽，疏经通络。

【主治】①咳嗽，气喘，咳血，胸中烦满，咽喉肿痛；②无脉症；③腕臂痛。

【配伍】配伍尺泽、鱼际、肺俞，治咳嗽，咳血，胸痛；配伍人迎，治无脉症。

【操作】避开桡动脉，直刺 0.3 ~ 0.5 寸；可灸，禁化脓灸。

6. 鱼际 LU 10（荥穴）

【穴名释义】际，边境。第一掌骨掌侧隆起之肌肉状若鱼形，该穴位于其边缘，故名鱼际。

【定位】第一掌指关节后凹陷处，约当第一掌骨中点桡侧，赤白肉际处（见图3-3）。

【功效】清泄肺热，清利咽喉。

【主治】①喉痹，咽干，失音，发热；②咳嗽，气喘，咳血；③肘挛。

【配伍】配伍孔最、尺泽，治咳嗽，咳血；配伍少商，治咽喉肿痛。

【操作】直刺0.5～0.8寸。

7. 少商 LU 11（井穴）

【穴名释义】少，小也；商，五音之一，肺音为商。言其穴"为肺气所止之处"也。

【定位】在拇指末节桡侧，距指甲角0.1寸（见图3-3）。

【功效】清肺利咽，开窍苏厥。

【主治】①急救穴之一，多用于抢救中风昏迷、小儿惊风、中暑；②急性咽喉肿痛，吞食困难；③咳嗽，气喘，鼻衄，喉痹；④热病，癫狂。

【配伍】三棱针点刺出血，配合谷治咽喉肿痛；配伍中冲，治昏迷、发热。

【操作】浅刺0.1～0.2寸，或点刺放血；可灸。

第二节　手阳明大肠经

一、经脉循行

手阳明大肠经（Large Intestine Meridian of Hand-Yangming，LI.）起于食指指端，出于商阳，止于迎香（见图3-4）。

1. 体表循行

食指指端 →第1、2掌骨间→阳溪→上肢外侧前面→肩→背（大椎）→缺盆→络肺→下膈→属大肠

↓

上颈贯颊→入下齿→挟口→交人中→挟鼻孔

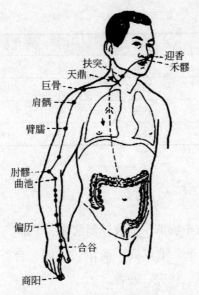

图 3-4 手阳明大肠经循行图

2. 体内联系

大肠、肺、膈、下齿、鼻等。

二、主要病候

腹痛、肠鸣、泄泻、便秘、咽喉肿痛、齿痛。本经循行部位疼痛、热肿或寒冷麻木等。

三、主治概要

主治头面、五官、咽喉病、热病及经脉循行部位的其他病证（见表3-2）。

表 3-2 手阳明大肠经主治规律

主治	穴位	症状
头面器官病，热病	商阳	高热、昏迷
	三间	嗜卧
	合谷	汗证、滞产
	阳溪	腕痛
	偏历	水肿、耳疾
	手三里	上肢不遂
	曲池	上肢不遂、热病、瘾疹

续表

主治	穴位	症状
局部病症	臂臑	目疾
	肩髃	瘾疹
	扶突	肺疾
	迎香	面疾、胆道蛔虫症

四、本经腧穴

本经腧穴主要分布于胸部、上肢外侧前缘、手部。

本经共有腧穴20个。重点穴：商阳、三间、合谷、阳溪、偏历、手三里、曲池、臂臑、肩髃、扶突、迎香。

应掌握的解剖标志：胸骨角、锁骨、第1肋间隙、腋前皱襞、肱二头肌、肱二头肌肌腱、桡骨茎突、腕横纹、桡动脉、第1掌骨、赤白肉际、指甲角等。

1. 商阳 LI 1（井穴）

【穴名释义】穴为手阳明之井，属金。肺音商，又大肠经与肺经相表里，行于阳，故名商阳。

【定位】在手食指末节桡侧，距指甲角0.1寸（见图3-5）。

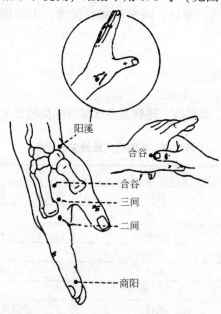

图3-5　手阳明大肠经局部穴位图

【功效】清肺利咽，开窍泄热。

【主治】①中风，热病昏厥；②咽喉肿痛，下齿痛；③耳鸣，耳聋；④食指麻木。现多用于腮腺炎、咽炎、急性扁桃体炎、口腔炎、急性胃肠炎等。

【配伍】配伍少商点刺出血，治热病、昏迷。

【操作】浅刺0.1寸，或点刺出血。可灸。

2. 三间 LI 3 （荥穴）

【穴名释义】间，间隙。穴在第2掌指关节后凹陷中，为本经第3个穴位，故名三间。

【定位】微握拳，在食指本节（第2掌指关节）后，桡侧凹陷处（见图3-5）。

【主治】①咽喉肿痛，齿痛，目痛；②热病。

【配伍】目中漠漠，即寻攒竹、三间。

【操作】直刺0.5~0.8寸。

3. 合谷 LI 4 （原穴）

【穴名释义】合，合拢；谷，山谷。穴在第1、2掌骨之间，二骨相合形如山谷，故名合谷。

【定位】在手背，第1、2掌骨间，第2掌骨桡侧缘的中点处（见图3-5）。

【功效】清泄邪热，助阳解表，行气活血，通调腑气。

【主治】

①头面一切疾患，如头痛、下齿痛、口眼歪斜、鼻衄、鼻渊、耳聋、痄腮、失喑、目赤肿痛；

②胃肠病主要配穴之一，如胃脘痛、腹痛、便秘、痢疾；

③外感病：发热恶寒，无汗多汗，咳嗽，疟疾；

④半身不遂，小儿惊风，狂躁证；

⑤疔疮，疥疮，瘾疹等皮肤外科病证；

⑥痛经，经闭，滞产，胎盘不下等产科病证。

⑦本穴为全身镇痛镇静要穴之一，常用于针刺麻醉。

【配伍】配伍太阳，治头痛；配伍太冲，治目赤肿痛；配伍迎香，治鼻疾；配伍少商，治咽喉肿痛；配伍三阴交，治经闭，滞产；配伍地仓、颊车，治口眼歪斜。

【操作】直刺0.5~1.0寸。可灸。孕妇禁针刺。

4. 阳溪 LI 5 （经穴）

【穴名释义】手背为阳，局部呈凹陷，好似山涧溪流，故名阳溪。

【定位】在腕背横纹桡侧，手拇指向上翘起时，当拇短伸肌腱与拇长伸肌腱之间的凹陷中（见图3-5）。

【功效】清热安神，明目利咽。

【主治】①头痛，耳鸣，耳聋，咽喉肿痛，齿痛，目赤；②热病，心烦，癫狂，痫证；③腕臂痛。

【配伍】配伍合谷，治头痛。

【操作】直刺0.5~0.8寸；可灸。

5. 偏历 LI 6（络穴）

【穴名释义】偏，偏离；历，行径。大肠经从此分出络脉，偏行肺经。

【定位】屈肘，在前臂背面桡侧，当阳溪与曲池连线上，腕横纹上3寸（见图3-6）。

【功效】明目聪耳，清热泻火。

【主治】①鼻衄，目赤，耳鸣，耳聋，口眼歪斜，咽喉痛；②水肿；③肩臂肘腕酸痛。

【配伍】配伍曲池，治手臂疼痛。

【操作】向肘或向腕部斜刺0.3~0.5寸；可灸。

6. 手三里 LI 10

【穴名释义】里，寸也。该穴距肘髎穴三寸，故名手三里。

【定位】在前臂背面桡侧，当阳溪穴与曲池连线上，肘横纹下2寸（见图3-6）。

【功效】疏经活络，理气通腑。

【主治】①手臂麻木，疼痛，肘挛不伸，上肢不遂；②牙齿痛，颊肿；③腹胀，腹痛，呕吐，泄泻。

【配伍】配伍曲池，治上肢不遂。

【操作】直刺0.5~0.8寸；可灸。

7. 曲池 LI 11（合穴）

【穴名释义】曲，屈肘；池，水池。屈肘横纹头有凹陷，形似浅池，故名曲池。

【定位】在肘横纹外侧端，屈肘时当尺泽与肱骨外上髁连线中点（见图3-7）。

【功效】散风止痒，清热消肿。

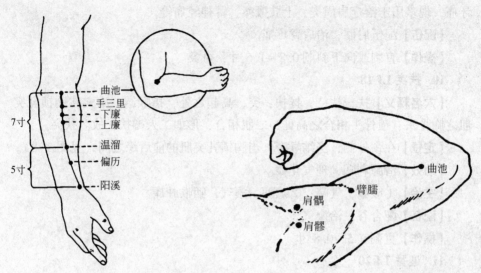

图 3-6 手阳明大肠经前臂穴位图　　图 3-7 手阳明大肠经上臂穴位图

【主治】①热病，丹毒，疮疖，瘾疹，瘰疬，疟疾；②咽喉肿痛，牙齿痛，目赤肿痛；③上肢不遂，肘臂无力；④腹痛，呕吐，泄泻，痢疾；⑤癫狂，善惊，高血压；⑥月经不调。

【配伍】配伍血海、足三里，治瘾疹；配伍手三里，治上肢不遂；配伍太冲、大椎，治高血压。

【操作】直刺 0.8～1.2 寸；可灸。

8. 臂臑 LI 14

【穴名释义】上臂内侧为臑。穴在上臂内侧，故名臂臑。

【定位】当曲池与肩髃连线上，曲池上 3 寸。自然垂臂时在臂外侧，三角肌止点处（见图 3-7）。

【主治】①肩臂痛、瘰疬；②目疾。

【配伍】配伍光明，治目疾。

【操作】直刺或向上斜刺 0.8～1.5 寸。

9. 肩髃 LI 15

【穴名释义】髃，指肩胛骨肩峰部。穴在肩峰与肱骨大结节之间，故名肩髃。

【定位】在肩部，三角肌上，臂外展或向前平伸时，当肩峰前下方凹陷处（见图 3-7）。

【功效】疏风散热，通经活络。

【主治】①肩臂痛，上肢不举，上肢不遂，肩中热；②瘰疬，风热瘾疹，牙痛。现多用于治疗肩周炎、上肢瘫痪、臂神经痛等。

【配伍】配伍肩髎，治肩臂疼痛。

【操作】直刺或向下斜刺0.8～1.5寸；可灸。

10. 扶突 LI 18

【穴名释义】扶，扶持，挽扶；突，高起之处，指喉结。本穴在胸锁乳突肌之胸骨头、锁骨头相合之高处，二肌相合，形如二人挽扶，故名扶突。

【定位】在颈外侧，当结喉旁，当胸锁乳突肌的前后缘之间（见图3-8）。

【功效】清肺利咽，理气化痰。

【主治】①咳嗽，气喘；②瘰疬，瘿气，咽喉肿痛。

【配伍】配合谷，治瘿气。

【操作】直刺0.5～0.8寸。

11. 迎香 LI 20

【穴名释义】刺之能宣通鼻窍，主治鼻塞不闻香臭。

【定位】在鼻翼外缘中点旁，当鼻唇沟中（见图3-9）。

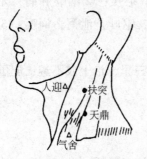 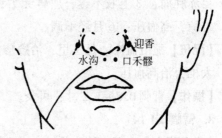

图3-8　手阳明大肠经颈部穴位图　　　图3-9　手阳明大肠经面部穴位图

【功效】散风清热，通利鼻窍。

【主治】①鼻塞，不闻香臭，鼻衄，鼻渊，鼻息肉；②口眼歪斜，面痒，面浮肿。

【操作】斜刺0.3～0.5寸；可灸。

第三节　足阳明胃经

一、经脉循行

足阳明胃经（Stomach Meridian of Foot-Yangming, ST.）起于鼻翼两侧，

出于承泣，止于厉兑。

1. 体表循行

鼻旁→鼻根→旁纳太阳→下循鼻外→入上齿→环唇→交承浆→

    颊车→上关→额颅→入缺盆→下膈→属胃络脾

大迎   ↓   ↓胃口

    下颈 → 循喉咙 → 乳内廉 → 挟脐 → 气街→下肢外侧前沿→下膝→

                                                ↓

(下膝→)足背→次趾外侧   足三里→中趾外侧

      ↘大趾内侧端

2. 体内联系

胃、脾、膈、鼻、上齿、口唇、喉咙。

二、主要病候

肠鸣腹胀、水肿、胃痛、呕吐或消谷善饥、口渴、咽喉肿痛、鼻衄、胸部及膝髌等本经循行部位疼痛、热病、发狂等。

三、主治概要

主治胃肠病、头面、目鼻、口齿痛、神志病及经脉循行部位的其他病症（见表3-3）。

表3-3　足阳明胃经主治规律

穴位	主治病症
承泣、四白、地仓、颊车、头维、梁门、天枢、归来	局部病症为主
梁门、天枢	胃肠消化系统病症
归来	前阴、妇科、泌尿系统病症
伏兔	腰膝冷痛，腰胯疼痛
犊鼻	局部病症
足三里	强壮要穴
梁丘	胃肠病、急性胃痛
上、下巨虚	大、小肠病症
丰隆	痰证
解溪、内庭	头面五官病症、癫狂
	胃肠、神志、热病、齿痛、热病

四、本经腧穴

本经腧穴主要分布于头面部、颈部、胸腹第二侧线、下肢外侧前缘、足部。

本经共有腧穴45个。重点穴：承泣、四白、地仓、颊车、头维、梁门、天枢、归来、伏兔、梁丘、足三里、犊鼻、上下巨虚、丰隆、解溪、内庭等。

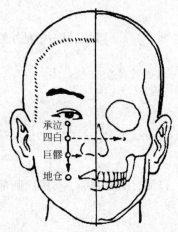

图3-10 足阳明胃经面部穴位图

应掌握的解剖标志：眼球、眶骨、眶下孔、鼻翼、口角、咬肌、颧骨、下颌切迹、额角发际、胸锁乳突肌、喉结、锁骨、肋骨、乳头、肚脐、耻骨联合、髂前上棘、髌底、胫骨前嵴、长与趾长伸肌腱、足二、三跖骨结合部、足二、三趾间的纹头、趾甲角。

1. 承泣 ST 1

【穴名释义】承，承受；泣，无声流泪而哭。本穴承受哭泣时下流的泪水。

【定位】在面部，瞳孔直下，当眼球与眶下缘之间（见图3-10）。

【功效】疏风清热，明目止痛。

【主治】①各种目疾，如目赤肿痛、迎风流泪、夜盲、眼底疾患等；②口眼歪斜，眼睑眴动。

【配伍】配太阳，治目赫肿痛；配阳白，治口眼歪斜。

【操作】嘱病人轻闭眼睛，押手轻按下眼睑向后上方轻推眼球，刺手将针紧靠眶下缘缓慢直刺0.5～1.0寸，不宜提插及大幅度捻转，以防刺伤眼球及防止刺破血管引起出血肿胀，若引起皮下出血，24小时内冷敷局部，24小时后热敷局部；禁灸。

2. 四白 ST 2

【穴名释义】四，广阔之意；白，明也。穴在目下，针之可使视力复明而光明四射。

【定位】在面部，瞳孔直下，当眶下孔凹陷处（见图3-10）。

【功效】清热止痛，祛风明目。

【主治】①眼赤痛痒，目翳，迎风流泪；②头面疼痛，口眼歪斜，眼睑眴动。

【配伍】配伍阳白、地仓、颊车、合谷，治口眼歪斜；配伍攒竹，治眼睑
瞤动。

【操作】直刺或斜刺0.3~0.5寸；可灸。

3. 地仓 ST 4

【穴名释义】唇在面部之下，下部为地；仓，藏谷处。口以入谷，故谓
之仓。

【定位】在面部，口角外侧，上直瞳孔（见图3-10）。

【功效】祛风扶正，通络止痛。

【主治】①口眼歪斜，唇缓不收，流涎，眼睑瞤动；②齿痛颊肿。

【配伍】配伍颊车、合谷，治口歪、流涎。

【操作】斜刺或平刺0.5~0.8寸，或向迎香、颊车方向透刺1~2寸；可灸。

4. 颊车 ST 6

【穴名释义】耳前颧侧面为颊，下颌骨古称
"颊车骨"，穴居其处，故名颊车。

【定位】在面颊部，下颌角前上方约一横指，
当咀嚼时咬肌隆起，按之凹陷处（见图3-11）。

【功效】祛风清热，开关活络。

【主治】①口眼歪斜，颊肿；②齿痛，牙关
紧闭，失音。

现多用于治疗三叉神经痛、颞颌关节炎、
咬肌痉挛、腮腺炎、面神经麻痹等。

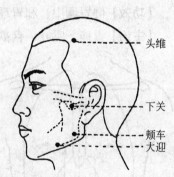

图3-11　足阳明胃经头面穴位图

【配伍】配伍地仓，治口眼歪斜。

【操作】向地仓方向斜刺（透刺）1.0~1.5寸；可灸。

5. 下关 ST 7

【穴名释义】关，指机关。穴居下颌关节处，与上关相对。

【定位】在面部耳前，当颧弓与下颌切迹所形成的凹陷中（闭口取穴）（见
图3-11）。

【功效】祛风活络，开窍益聪。

【主治】①牙关开合不利，面疼，口眼歪斜；②齿痛，耳鸣耳聋，聤耳，
眩晕。

【配伍】配伍翳风，治耳疾。

【操作】直刺0.5~1.0寸；可灸。

6. 头维 ST 8

【穴名释义】维，指维护。足阳明脉气行于人身胸腹头面，维络于前，故有"二阳为维"之称。该穴在头部，故称头维。

【定位】在头侧部，当额角发际上0.5寸，头正中线旁开4.5寸（见图3-11）。

【功效】疏风止痛，清头明目。

【主治】①头痛，目痛，目眩，眼睑瞤动；②迎风流泪，视物不明。

【配伍】配伍合谷，治头痛；配伍太冲，治目眩。

【操作】向后平刺0.5~0.8寸；不可灸。

7. 梁门 ST 21

【穴名释义】穴与中脘相平，系胃之"津梁关要"，为胃气出入之重要门户，故名梁门。

【定位】在上腹部，当脐中上4寸，距前正中线2寸（见图3-12）。

【功效】健胃调中，和胃理气。

【主治】胃痛，呕吐，食欲不振，腹胀，泄泻。

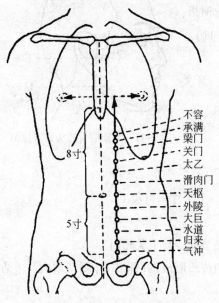

不容
承满
梁门
关门
太乙
滑肉门
天枢
外陵
大巨
水道
归来
气冲

8寸 5寸

图3-12 足阳明胃经胸腹穴位图

【配伍】配伍梁丘、中脘、足三里，治胃痛。

【操作】直刺0.5~1寸；可灸。

8. 天枢 ST 25（大肠之募穴）

【穴名释义】枢，指枢纽。脐上应天，下应地，穴当脐旁为上下腹之分界，通于中焦，斡旋上下，职司升降之功，故名天枢。

【定位】在腹中部，脐中旁开2寸（见图3-12）。

【功效】健脾和胃，调经导滞。

【主治】①绕脐腹痛，腹胀肠鸣，肠痈，痢疾，泄泻，呕吐；②痛经，癥瘕，月经不调，崩漏。

【配伍】配伍足三里，治腹胀肠鸣；配伍气海，治绕脐痛；配伍上巨虚、下巨虚，治便秘、泄泻。

【操作】直刺1.0~1.5寸；可灸。

9. 归来 ST 29

【穴名释义】归，还也；来，返也。此穴主男子卵缩，女子子宫脱出诸症，可使复原而愈，故名归来。

【定位】在下腹部，当脐中下4寸，距前正中线2寸（见图3-12）。

【功效】调经止带，理气止痛。

【主治】①闭经，白带，阴挺，少腹痛，月经不调；②疝气，阴茎痛。

【配伍】配伍大敦，治疝气；配三阴交、中极，治月经不调。

【操作】直刺1.0~1.5寸；可灸。

10. 伏兔 ST 32

【穴名释义】穴在其处，肌肉隆起，形似卧兔。

【定位】在大腿前面，当髂前上棘与髌底外侧端的连线上，髌底上6寸（见图3-13）。

【功效】疏经通络，理气活血。

【主治】①腰膝冷痛，下肢痿痹；②腰胯疼痛；③腹胀，疝气。

【配伍】配伍髀关、阳陵泉，治下肢痿痹。

【操作】直刺1.0~2.0寸；可灸。

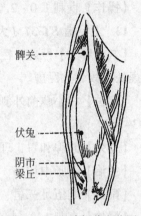

图3-13　下肢部分穴位图

11. 梁丘 ST 34（郄穴）

【穴名释义】穴在股直肌和股外侧肌之间，穴前骨亘如梁，穴后肉隆如丘，故名梁丘。

【定位】屈膝，在大腿前面，当髂前上棘与髌底外侧端的连线上，髌底上2寸（见图3-13）。

【功效】通经活络，理气止痛。

【主治】①急性胃痛，乳痈；②膝髌肿痛，下肢不遂。

【配伍】配伍足三里、中脘，治胃痛。

【操作】直刺1.0~1.5寸；可灸。

12. 足三里 ST 36（合穴）

【穴名释义】三里即三寸，膝下三寸是穴。

【定位】在小腿前外侧，当犊鼻穴下3寸，距胫骨前缘一横指（中指）（见图3-14）。

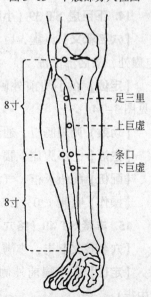

图3-14　下肢部分穴位图

【功效】健脾和胃，调和气血，扶正培元，通经活血。

【主治】①全身强壮要穴，常用艾灸能强身健体；②胃肠病之主穴，如胃痛、呕吐、腹胀、泄泻、便秘、疳疾等消化系统病证；③咳嗽多痰，癫狂，妄笑，痫证；④心悸气短，产后血晕，晕厥；⑤膝胫酸痛，下肢不遂，脚气，水肿；⑥乳痈。

【配伍】配伍中脘、梁丘，治胃痛；配伍内关，治呕吐；配伍气海，治腹胀；配伍膻中、乳根，治乳痈；配伍阳陵泉、悬钟，治下肢痹痛；常灸可养志保健。

【操作】直刺1.0~2.0寸；可灸。

13. 上巨虚 ST 37（大肠下合穴）

【穴名释义】巨虚，巨大空虚之意。穴在下巨虚上方，胫腓骨之间有巨大空虚处，故名上巨虚。

【定位】在小腿前外侧，当犊鼻下6寸，距胫骨前缘一横指（中指）（见图3-14）。

【功效】健脾和胃，理气通腑。

【主治】①肠中切痛，痢疾，泄泻，腹胀，肠鸣，腹痛；②下肢痿痹。

【配伍】配伍足三里、气海，治便秘、泄泻。

【操作】直刺1.0~1.5寸；可灸。

14. 下巨虚 ST 39（小肠下合穴）

【穴名释义】巨虚，巨大空虚之意。穴在上巨虚下方，胫腓骨之间有巨大空虚处，故名下巨虚。

【定位】在小腿前外侧，当犊鼻穴下9寸，距胫骨前缘一横指（中指）（见图3-14）。

【功效】调理肠胃，通经活络。

【主治】①小腹痛，腰脊痛引睾丸；②泄泻，痢疾，乳痈；③下肢痿痹。

【配伍】配伍天枢、气海，治腹痛。

【操作】直刺1.0~1.5寸，可灸。

15. 丰隆 ST 40（络穴）

【穴名释义】丰，丰满；隆，隆起。穴处肌肉丰满隆起，故名丰隆。

【定位】在小腿前外侧，当外踝尖上8寸，条口外，距胫骨前缘二横指（中指）。

【功效】健脾化痰，和胃降逆。

【主治】①哮喘，咳嗽多痰（本穴为全身祛痰之要穴）；②头痛，眩晕，癫狂，痫证；③下肢酸痛，痿痹。

【配伍】配伍风池，治眩晕；配伍膻中、肺俞，治痰多咳嗽。

【操作】直刺1.0~1.5寸；可灸。

16. 解溪 ST 41（经穴）

【穴名释义】穴在足背部，当系鞋带处。穴处两筋之间凹陷，如溪谷之状，故名解溪。

【定位】在足背部与小腿交界处的横纹中央凹陷处，当拇长伸肌腱与趾长伸肌腱之间（见图3-15）。

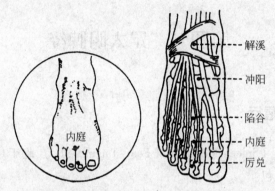

图3-15　足阳明胃经足部穴位示意图

【功效】清热降逆，舒筋活络。

【主治】①头痛，眩晕，癫狂；②腹胀，便秘；③下肢痿痹，足踝肿痛。

【配伍】配伍阳陵泉、悬钟，治下肢痿痹。

【操作】直刺0.5~1.0寸。

17. 内庭 ST 44（荥穴）

【穴名释义】深上为内，居处为庭。本穴犹在门庭之内，故名内庭。

【定位】在足背，第2、3趾间，趾蹼缘后方赤白肉际处（见图3-15）。

【功效】清胃泻火，理气止痛。

【主治】①齿痛，口喎，喉痹，鼻衄，热病；②腹痛，腹胀，泄泻，痢疾；③足背肿痛。

【配伍】配伍合谷，治齿痛；配地仓、颊车，治口歪。

【操作】直刺或向跖骨方向斜刺0.3~0.5寸，亦可用三棱针放血；可灸。

18. 厉兑 ST 45（井穴）

【穴名释义】岸危处，曰厉；兑，穴也。喻穴居临岸危处，穴与脾脉相通，兑为口，主口疾，故曰厉兑。

【定位】足第2趾末节外侧，距趾甲角0.1寸（见图3-15）。

【功效】醒脑开窍，清胃化痰。

【主治】①面肿，口㖞，齿痛，鼻衄，鼻流黄涕；②热病，梦魇，癫狂；③足胫寒冷，足痛。

【配伍】配伍内关、神门，治多梦。

【操作】浅刺0.1~0.2寸，或用三棱针点刺放血；可灸。

第四节　足太阴脾经

一、经脉循行

足太阴脾经（Spleen Meridian of Foot-Taiyin，SP.）起于足大趾内侧末端的隐白，止于大包。

1. 体表循行

足大趾内侧→内踝前→胫骨内侧后缘→股内前缘→入腹→属脾络胃→膈→咽→舌本、舌下

↓

注心中

2. 体内联系

胃、脾、心、膈、咽、舌。

二、主要病候

胃脘痛、食则呕，嗳气，腹胀便溏，黄疸，身重无力，舌根强痛，下肢内侧肿胀，厥冷。

三、主治概要

主治脾胃病、妇科、前阴病及经脉循行部位的其他病证（见表3-4）。

表 3-4　足太阴经主治规律

主治	穴位	症状
脾胃病 前阴病 妇科病	隐白	高热昏迷、月经过多、癫狂
	太白	
	公孙	胃痛
	三阴交	滞产、失眠
	地机	痛经
	阴陵泉	水肿
	血海	瘾疹、湿疹
局部病	大横	肠胃病
	大包	全身疼痛、四肢无力

四、本经腧穴

本经腧穴主要分布于足内侧、下肢内侧中间、前缘及腹胸部的第 3 侧线、侧胸部上。

本经共有腧穴 21 个。重点穴：隐白、太白、公孙、三阴交、地机、阴陵泉、血海、大横、大包。

应掌握的解剖标志：趾甲角、足内侧赤白肉际、第 1 跖趾关节、第 1 跖骨基底部、内踝尖、胫骨内侧面后缘、胫骨内侧髁、股四头肌内侧头、耻骨联合上缘、胸骨角、乳头、锁骨中点、肋间隙、腋中线等。

1. 隐白 SP 1（井穴）

【穴名释义】隐，指隐藏；白，指金气的颜色。脾土能生金，金气隐伏，故名隐白。

【定位】在足大趾末节内侧，距趾甲角 0.1 寸（见图 3-16）。

【功效】调经统血，健脾宁神，醒脑开窍。

【主治】①多用于血证，如月经过多、崩漏、吐血、衄血、尿血、便血；②癫狂，多梦，惊风，昏厥；③腹胀，泄泻。

【配伍】配伍地机、三阴交，治疗出血症。

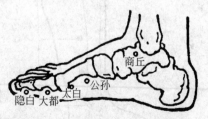

图 3-16　足太阴脾经足部穴位图

【操作】浅刺0.1～0.2寸，或用三棱针点刺出血；可灸。

2. 太白 SP 3（输穴，原穴）

【穴名释义】太，大也，始也。该穴五行属土，土生金，金色白，穴为金所始，故名太白。

【定位】在足内侧缘，当足大趾本节（第1跖趾关节）后下方赤白肉际凹陷处（见图3-16）。

【功效】健脾化湿，理气和胃。

【主治】①胃痛、腹胀、腹痛、肠鸣、呕吐、泄泻等脾胃病证；②体重节痛，足痛，足肿，痿证。

【配伍】配伍中脘、足三里，治胃痛。

【操作】直刺0.3～0.5寸；可灸。

3. 公孙 SP 4（络穴；八脉交会穴，通冲脉）

【穴名释义】穴在公孙之脉，故名公孙。

【定位】在足内侧缘，当第1跖骨基底部的前下方（见图3-16）。

【功效】健脾化湿，和胃宁神。

【主治】①胃痛、呕吐、饮食不化、腹痛、肠鸣腹胀、泄泻、痢疾等脾胃肠腑病证；②心痛、胸闷。

【配伍】配伍中脘、内关，治胃酸过多、胃痛。

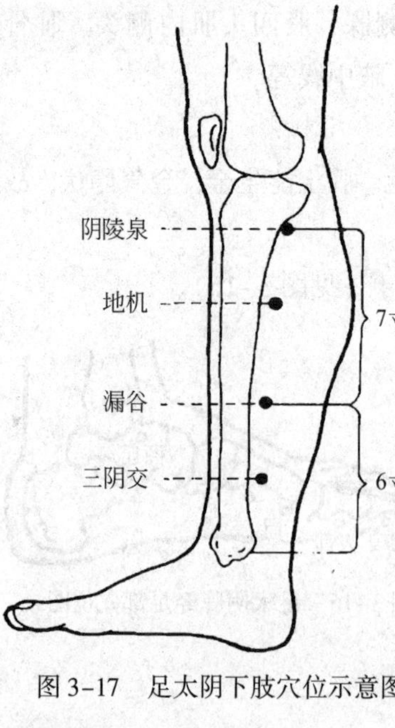

【操作】直刺0.5～0.8寸；可灸。

4. 三阴交 SP 6（足太阴、少阴、厥阴经交会穴）

【穴名释义】穴为足三阴经交会之处，故名三阴交。

【定位】在小腿内侧，当足内踝尖上3寸，胫骨内侧缘后方（见图3-17）。

【功效】健脾和胃，补益肝肾，调经止带。

【主治】①脾胃疾患：肠鸣腹胀，泄泻，饮食不化；②妇产科疾患：月经不调，带下病，经闭，崩漏，产后血晕，恶露不行，痛经；③生殖泌尿系统疾患：遗精，阳痿，不孕，难产，滞产，疝气，小便不利，遗尿，

阴陵泉
地机
7寸
漏谷
三阴交
6寸

图3-17 足太阴下肢穴位示意图

水肿；④失眠、高血压；⑤皮肤病；⑥下肢痿痹。

【配伍】配伍足三里，治肠鸣泄泻；配伍中极，治月经不调；配伍子宫，治疗阴挺；配伍大敦，治疝气；配伍内关、神门，治失眠。

【操作】直刺 0.5~1 寸；可灸。孕妇禁针刺。

5. 地机 SP 8（郄穴）

【穴名释义】地，为土地之体，指脾土；机，要也。穴属足太阴郄穴，为气血深聚之处，故名地机。

【定位】在小腿内侧，当内踝尖与阴陵泉的连线上，阴陵泉下 3 寸（见图 3-17）。

【主治】①腹胀，腹痛，泄泻，水肿，小便不利；②月经不调，痛经，遗精；③腰痛，下肢痿痹。

【配伍】配伍三阴交，治痛经；配伍隐白，治崩漏。

【操作】直刺 1.0~1.5 寸。

6. 阴陵泉 SP 9（合穴）

【穴名释义】膝之内侧为阴，胫骨内侧髁高突如陵，髁下凹陷似泉，故名阴陵泉。

【定位】在小腿内侧，当胫骨内侧髁后下方凹陷处（见图 3-17）。

【功效】健脾渗湿，益肾固精。

【主治】①腹胀，水肿，黄疸，泄泻，小便不利或失禁；②妇人阴痛，男子阴茎痛，遗精；③膝关节痛。

【配伍】配伍肝俞、至阳，治黄疸；阴陵泉透阳陵泉，治膝痛。

【操作】直刺 1.0~1.5 寸；可灸。

7. 血海 SP 10

【穴名释义】脾统血，穴为足太阴脉气所发，气血归聚之海。

【定位】屈膝，在大腿内侧，髌底内侧端上 2 寸，当股四头肌内侧头隆起处。

【功效】调经统血，健脾化湿。

【主治】①月经不调，痛经，崩漏，经闭；②湿疹，瘾疹，丹毒；③股内侧痛。

【配伍】配伍三阴交，治月经不调；配伍曲池，治瘾疹。

【操作】直刺 1.0~1.5 寸。

8. 大横 SP 15

【穴名释义】横，平齐之意，平出脐旁。

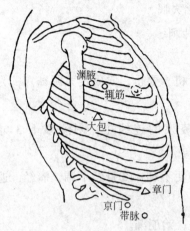

图3-18　足太阴经胸部部分穴位

【定位】仰卧，在腹中部，距脐中4寸。

【功效】温中散寒，调理脾胃。

【主治】腹痛，泄泻，便秘。

【配伍】配伍天枢、足三里，治腹痛。

【操作】直刺1.0~1.5寸。

9. 大包 SP 21

【穴名释义】穴为脾之大络，统络阴阳诸经，故名大包。

【定位】在侧胸部，腋中线上，当第六肋间隙处（见图3-18）。

【功效】宽胸理气，温通经络。

【主治】①全身疼痛，四肢无力；②胸胁痛，气喘。

【配伍】配伍足三里，治四肢无力。

【操作】斜刺或平刺0.5~0.8寸。

第五节　手少阴心经

一、经脉循行

手少阴心经（Heart Meridian of Hand-Shaoyin, HT.）起于心中，出于心系，止于小指桡侧少冲。

1. 体表循行

　　挟咽→系目系

　　↑

心→心系→下膈→络小肠

　　↓

肺→腋下→上肢内侧后缘→掌心→小指桡侧（少冲）

2. 体内联系

心、小肠、肺、膈、咽、目。

二、主要病候

心痛、咽干、口渴、目黄、胁痛、上臂内侧痛、手心发热等。

三、主治概要

主治心、胸、神经病及经脉循行部位的其他病证（见表3-5）。

表3-5 手少阴心经主治规律

穴位	主治	症状
极泉	心胸及局部病证	胁肋疼痛、瘰疬
少海		瘰疬
通里	心、胸、神志病	舌强不语、暴喑
阴郄		盗汗
神门		失眠

四、本经腧穴

本经腧穴主要分布于腋窝、上肢内侧的后缘、手部。

本经共有腧穴9个。重点穴：极泉、少海、通里、阴郄、神门。

应掌握的解剖标志：腋窝、肱二头肌、肱二头肌肌腱、尺侧腕屈肌腱、腕横纹、第四、五掌指关节、指甲角等。

1. 极泉 HT 1

【穴名释义】极，最高处；泉，水出之处。此穴位于心经穴中位置最高，心主血脉，心经起于极泉，故名极泉。

【定位】上臂外展，在腋窝顶点，腋动脉搏动处（见图3-19）。

【功效】宽胸理气，宁心安神。

【主治】①胸胁疼痛，肘臂冷痛，上肢不遂；②胸闷，气短，心痛，心悸。

【配伍】配伍肩髃、曲池，治肩臂痛。

【操作】上臂外展，避开腋动脉，直刺0.5~0.8寸；不宜灸。

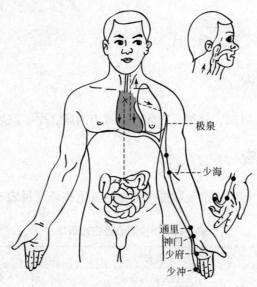

图 3-19　手少阴心经循行图

2. 少海 HT 3（合穴）

【穴名释义】少，指手少阴经；海，指百川之汇。穴为手少阴之合，属水，为少阴脉气汇聚之处，故名少海。

【定位】屈肘，在肘横纹内侧端与肱骨内上髁连线的中点处（见图 3-19）。

【功效】清心安神，通络止痛。

【主治】①肘臂疼痛，麻木，颤抖；②心痛，癫狂，痫证，瘾病，善笑，健忘。

【配伍】配伍曲池，治肘臂疼痛。

【操作】直刺或斜刺 0.5~1 寸；可灸。

3. 通里 HT 5（络穴）

【穴名释义】通，指通路；里，指表里。该穴位手少阴之络穴，络脉从此分出，别走太阳经；其与脉别而上行，沿本经循环心中入里，故名通里。

【定位】在前臂掌侧，当尺侧腕屈肌腱桡侧缘，腕横纹上 1 寸（见图 3-19）。

【功效】宁心安神，疏经通络，调理气血，利舌和营。

【主治】①暴喑，舌强不语；②心悸怔忡，悲恐畏人，心痛；③腕臂疼痛麻木。

【配伍】配伍廉泉、哑门，治不语。

【操作】直刺 0.3~0.5 寸；可灸。

4. 阴郄 HT 6（郄穴）

【穴名释义】阴，指手少阴心经；郄，孔隙也，意指气血深聚处。穴为手少阴之郄，故名阴郄。

【定位】在前臂掌侧，当尺侧腕屈肌腱桡侧缘，腕横纹上 0.5 寸（见图 3-20）。

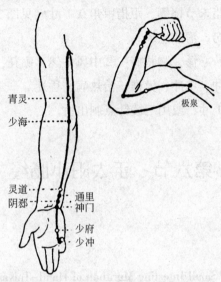

青灵
少海
极泉
灵道
阴郄
通里
神门
少府
少冲

图 3-20　手少阴心经上肢穴位示意图

【功效】宁心安神，清心除烦。

【主治】①心痛，心悸，惊恐，失语；②骨蒸盗汗，吐血，衄血；③腕关节痛。

【配伍】配伍心俞、巨阙，治心痛；配伍大椎，治阴虚盗汗。

【操作】直刺 0.3~0.5 寸；可灸。

5. 神门 HT 7（输穴，原穴）

【穴名释义】神，指神明。心为君主之官，神明出焉。该穴位手少阴之输穴，为心气出入之门户，故名神门。

【定位】在腕部，腕掌侧横纹尺侧端，尺侧腕屈肌腱的桡侧凹陷处（见图 3-20）。

【功效】宁心安神，补益心气，疏经活络。

【主治】①失眠，健忘，痴呆悲哭，癫狂；②心痛，心烦，健忘失眠，惊悸怔忡；③掌中热。

【配伍】配伍内关、心俞，治心痛；配伍内关、三阳交，治健忘、失眠。

【操作】直刺0.3~0.5寸；可灸。

6. 少冲 HT 9（井穴）

【穴名释义】少，指手少阴；冲，要冲。穴为手少阴之井，为心脉冲出之所在，故名少冲。

【定位】在手小指末节桡侧，距指甲角0.1寸（见图3-20）。

【功效】醒脑开窍，清热息风。

【主治】①心痛，心悸，胸胁痛；②中风昏迷，癫狂，热病。

【配伍】配伍太冲、中冲、大椎，治热病、昏迷。

【操作】浅刺0.1寸，或用三棱针点刺出血。

第六节　手太阳小肠经

一、经脉循行

手太阳小肠经（Small Intestine Meridian of Hand-Taiyang，SI.）起于少泽，止于听宫（见图3-21）。

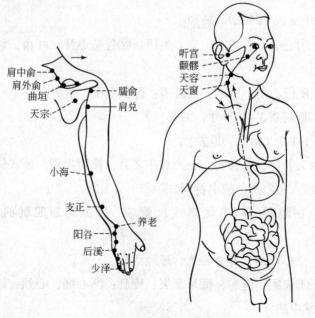

图3-21　手太阳小肠经循行图

1. 体表循行

小指外侧→手背外侧→上肢外侧→肩→绕肩胛→（交肩上）

交肩上→入缺盆→络心→咽→下膈→胃→属小肠

        ↓

  循颈上颊→目锐眦→耳中

        ↓

  上→鼻→目内眦→斜络于颧

2. 体内联系

小肠、心、胃、肠、咽、目、耳、鼻。

二、主要病候

少腹痛、腰脊痛引睾丸、耳聋、目黄、颊肿、咽喉肿痛、肩臂外侧后缘痛等。

三、主治概要

主治头、项、耳、目、喉咽病、热病、神志病及经脉循行部位的其他病症（见表3-6）。

表3-6 手太阳小肠经主治规律

穴位	症状	
少泽	头面器官病、咽喉病、热病	乳少、昏迷、高热
后溪		落枕、腰扭伤、盗汗
支正		疥疮生疣
天宗	局部病症	
颧髎		
听宫		

四、本经腧穴

本经腧穴主要分布于上肢外侧后缘、肩胛部、颈项、面颊等部位。

本经共有腧穴19个。重点穴：少泽、后溪、腕骨、支正、天宗、颧髎、听宫。

应掌握的解剖标志：指甲角、第5掌指关节、三角骨、尺骨茎突、尺骨小头、尺骨鹰嘴、肱骨内上髁、肩胛冈、肩峰、冈下窝、冈上窝、第1胸椎、第七颈椎、胸锁乳突肌、下颌角、目外眦、颧骨、耳屏等。

1. 少泽 SI 1（井穴）

【穴名释义】少，小；泽，润泽。穴为手太阳小肠井穴，心脉交于本穴，手太阳小肠主液，故名少泽。

【定位】手小指末节尺侧，距指甲角0.1寸（见图3-22）。

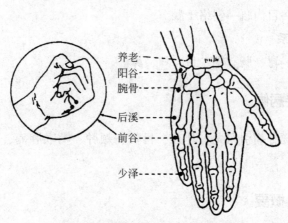

养老
阳谷
腕骨
后溪
前谷
少泽

图3-22 手太阳小肠经手部穴位示意图

【功效】增液通乳，清热利窍。

【主治】①头痛，项强，咽喉肿痛，耳鸣耳聋；②热病昏迷，中风昏迷；③乳痈（初起），乳汁少。

【配伍】配伍膻中、乳根，治乳汁少、乳痈。

【操作】斜刺0.1寸；或用三棱针放血；可灸。

2. 后溪 SI 3（输穴；八脉交会穴，通督脉）

【穴名释义】后，指第五掌指关节后方，握掌时其尺侧横纹头形似沟溪，故名后溪。

【定位】在手掌尺侧，微握拳，当小指本节（第5掌指关节）后的远侧掌横纹头赤白肉际（见图3-22）。

【功效】通络解郁，清热截疟。

【主治】①头项强痛，落枕，急性腰扭伤；②耳聋，目赤肿痛，目翳，咽喉肿痛；③热病，疟疾，盗汗；④癫狂，痫证；⑤手指及肘臂挛急。

【配伍】配伍列缺、悬钟，治项强痛；配伍人中，治急性腰扭伤。

【操作】直刺0.5~0.8寸；可灸。

3. 腕骨 SI 4（原穴）

【穴名释义】穴在手外侧腕前豌豆骨下凹陷处，故名腕骨。

【定位】手掌尺侧，第 5 掌骨基地与钩骨之间的凹陷处赤白肉际（见图 3-22）。

【功效】清利湿热，通络止痛。

【主治】①指挛腕痛，头项强痛；②耳鸣，目翳；③黄疸，消渴；④热病，疟疾。

【配伍】配伍阳陵泉、肝俞、胆俞，治黄疸。

【操作】斜刺 0.1 寸；或用三棱针放血；可灸。

4. 养老 SI 6（郄穴）

【穴名释义】此穴主治耳聋、目视不明、肩臂痛等老年性疾病，故名养老。

【定位】在前臂背面尺侧，当尺骨小头近端桡侧凹陷中（见图 3-22）。

【功效】清利头目，通络止痛。

【主治】①目视不明，眼球充血，头痛，项强；②肩、背、肘、臂酸痛，急性腰扭伤。

【配伍】配伍太冲、足三里，治目视不明。

【操作】掌心向胸姿势，斜刺 0.5～0.8 寸。

5. 支正 SI 7（络穴）

【穴名释义】支，络脉；正，正经。该穴位手太阳之络，正经由此别支而走少阴，故名支正。

【定位】在前臂背面尺侧，当阳谷与小海连线上，腕背横纹上 5 寸（见图 3-23）。

【功效】宁心安神，清热解表。

【主治】①头痛项强，目眩；②热病，神志病如癫狂、惊恐悲愁；③肘臂挛痛，手指痛。

【配伍】配伍合谷，治头痛。

【操作】直刺 0.3～0.5 寸；可灸。

6. 小海 SI 8（合穴）

【穴名释义】穴为手太阳之合穴，喻小肠经经脉之气至此犹如江河之水入海，故名小海。

【定位】微屈肘，在肘内侧，当尺骨鹰嘴与肱骨内上髁之间凹陷处（见图 3-23）。

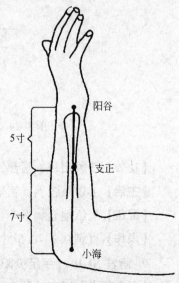

图 3-23　阳谷、支正、小海穴

【功效】宁心安神，祛风散热。

【主治】①肘臂疼痛；②头痛，癫痫。

【配伍】配伍手三里，治肘臂疼痛。

【操作】直刺0.3～0.5寸。

7. 天宗 SI 11

【穴名释义】天，指上部；宗，指本，含胸中之意。穴在肩胛冈下窝正中，故名天宗。

【定位】在肩胛部，当冈下窝中央凹陷处，与第4胸椎相平。

【功效】通经活络，止痛消肿。

【主治】①肩胛疼痛，肘臂外后侧痛；②乳痈，乳癖；③咳嗽气喘。

【配伍】配伍肩外俞，治肩胛痛；配伍膻中、足三里，治乳痈。

【操作】直刺或向四周斜刺0.5～1寸。

8. 颧髎 SI 18（手少阳、太阳经交会穴）

【穴名释义】髎，孔穴。穴在颧骨下凹陷中，故名颧髎。

【定位】在面部，目外眦直下，颧骨下缘凹陷处（见图3-24）。

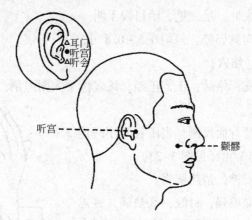

图3-24　手太阳小肠经头面部部分穴位

【功效】祛风明目，清热消肿。

【主治】①口眼歪斜，齿痛，颊肿；②三叉神经痛。

【配伍】配伍地仓、颊车，治口歪；配伍合谷，治齿痛。

【操作】直刺0.3～0.5寸，或斜刺0.5～1.0寸。

9. 听宫 SI 19（手足少阳、手太阳经交会穴）

【穴名释义】以宫喻耳穴，为治耳疾之要穴。

【定位】在面部，耳屏前，下颌骨髁状突的后方，张口时呈凹陷处（见图3-24）。

【功效】聪耳消肿。

【主治】耳鸣耳聋，聤耳，齿痛。

【配伍】配伍翳风、中渚，治耳鸣、耳聋。

【操作】微张口，直刺0.5~1寸；可灸。

第七节　足太阳膀胱经

一、经脉循行

足太阳膀胱经（Bladder Meridian of Foot-Taiyang，BL.）起于目内眦，出于睛明，止于至阴（见图3-25）。

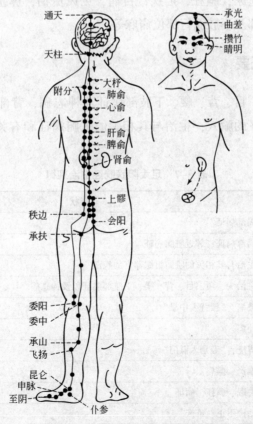

图3-25　足太阳膀胱经经脉循行示意图

1. 体表循行

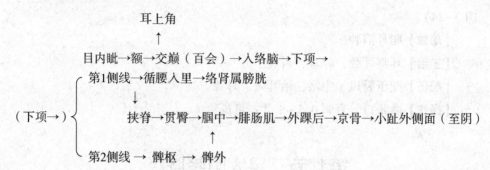

2. 体内联系

膀胱、肾、目、脑、耳。

二、主要病候

小便不通，遗尿，癫狂，疟疾，目痛，见风流泪，鼻塞多涕，鼻衄，头痛，项、背、臀部及下肢循行部位痛麻等。

三、主治概要

主治头、项、目、背、腰、下肢部病证及神志病，背部第一侧线的背俞穴及第二侧线相平的腧穴，主治与其相关的脏腑病证和有关的组织器官病证（见表3–7）。

表3–7 足太阳膀胱经主治规律

穴位	症状
头项部穴	局部病证
腰背部穴	局部病证、邻近脏腑病证
背俞穴	主治与其相关的脏腑组织器官的病证
肘膝以下穴	主治头、项、目、背、腰、下肢部病证以及神志病
委中	腰痛，"腰背委中求"
	吐泻
承山	痔疮，"经别入肛门"
昆仑	难产、癫痫
申脉	失眠、癫狂、痫证
至阴	胎位不正、难产

四、本经腧穴

本经腧穴主要分布于头面部、背腰部、下肢外侧后缘、足外侧。

本经共有腧穴 67 个。重点穴：睛明、攒竹、通天、天柱、至阴等 34 穴。

应掌握的解剖标志：目内眦、眶骨、眉头、发际、枕外隆凸、斜方肌、胸椎棘突、腰椎棘突、髂后上棘、骶正中嵴、骶后孔、尾骨、臀横纹、股二头肌肌腱、腘横纹、腓肠肌、跟腱、外踝、骰骨、第 5 跖骨粗隆、第 5 跖趾关节、赤白肉际、趾甲角。

1. 睛明 BL 1

【穴名释义】穴在目内眦，主治目疾，有明目之功，故名睛明。

【定位】在面部，目内眦角稍上方凹陷处（见图 3-26）。

【功效】散风清热，明目退翳。

【主治】各种眼病，如近视、目赤肿痛、迎风流泪、夜盲。

【配伍】配伍球后、光明，治视目不明。

【操作】嘱患者闭目，左手将眼球推向外侧固定，针沿眼眶边缘缓缓刺入 0.3～0.5 寸，不宜作大幅度提插、捻转（出针后按压 3～5 分钟，防止出血；若皮下出血，24 小时内冷敷，24 小时后热敷）。禁灸。

2. 攒竹 BL 2

【穴名释义】攒，攒聚；竹，眉似竹。该穴在眉头陷处，故名攒竹。

【定位】在面部，当眉头陷中，眶上切迹处（见图 3-26）。

【功效】散风镇痉，清热明目。

【主治】①视物不明，目赤肿痛，迎风流泪，眼睑跳动；②头痛，眉棱骨痛，面瘫，呃逆。

【配伍】配伍阳白，治口眼㖞斜、眼睑下垂。

【操作】治疗眼病，可向下斜刺 0.3～0.5 寸；治疗头痛、面瘫，可平刺透鱼腰；可灸。

3. 天柱 BL 10

【穴名释义】穴居头部，以头为天；颈项如擎天之柱。此穴位于天柱骨之两旁，故名天柱。

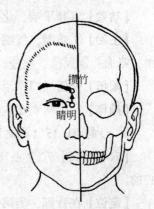

图 3-26　攒竹、睛明穴

【定位】在项部，大筋（斜方肌）外缘之后发际凹陷中，约当后发际正中旁开 1.3 寸。

【功效】息风宁神，祛风散寒。

【主治】①头痛，眩晕；②项背强急，肩背痛；③目赤肿痛，鼻塞。

【配伍】配伍大椎，治头痛项强。

【操作】直刺或向下斜刺 0.5~0.8 寸，不可向内上方深刺，以免伤及延髓；可灸。

4. 风门 BL 12

【穴名释义】风，风邪；门，出入通达之外。本穴主治风疾，为风邪出入之门户，故名风门。

【定位】在背部，当第 2 胸椎棘突下，旁开 1.5 寸（见图 3-27）。

【功效】解表宣肺，护卫固表。

【主治】①发热，咳嗽，鼻塞，多涕；②头痛，颈项强痛，肩背痛。

【配伍】配伍肺俞、大椎，治咳嗽、气喘；配伍合谷，治伤风咳嗽。

【操作】向内斜刺 0.5~0.8 寸；可灸。

【应用】①风门为祛风要穴之一，治一切外感中风之证；②《玉龙歌》："腠理不密咳嗽频，鼻流清涕气昏沉，须知喷嚏风门穴，咳嗽宜加艾火深。"

5. 肺俞 BL 13（肺之背俞穴）

【穴名释义】穴为肺脏之气转输、输注之处，是治疗肺疾重要穴位，故名肺俞。

【定位】在背部，当第 3 胸椎棘突下，旁开 1.5 寸（见图 3-27）。

【功效】宣肺平喘，化痰止咳，清热理气。

【主治】①咳嗽，气喘，胸满，鼻塞；②骨蒸，潮热，盗汗；③喉痹，吐血，咯血；④风疹，痤疮，腰背痛，癫狂。

【配伍】配伍风门，治咳嗽喘；配伍合谷、迎香，治鼻疾。

【操作】向内斜刺 0.5~0.8 寸；可灸。

6. 心俞 BL 15（心之背俞穴）

【穴名释义】穴为心气转输、输注之处，是治疗心疾的重要穴位，故名心俞。

【定位】在背部，当第 5 胸椎棘突下，旁开 1.5 寸（见图 3-27）。

【功效】宽胸降气，宁心止痛。

【主治】①心痛，心悸，胸闷；②咳嗽，气喘。

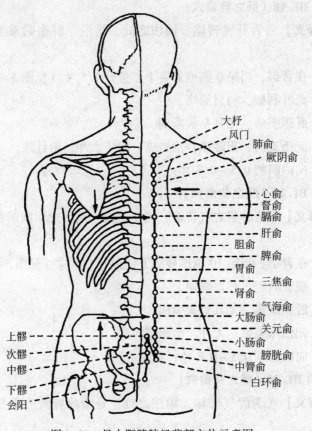

大杼
风门
肺俞
厥阴俞
心俞
督俞
膈俞
肝俞
胆俞
脾俞
胃俞
三焦俞
肾俞
气海俞
大肠俞
关元俞
小肠俞
膀胱俞
中膂俞
白环俞

上髎
次髎
中髎
下髎
会阳

图3-27 足太阳膀胱经背部穴位示意图

【配伍】配伍巨阙、内关，治心痛、惊悸；配伍内关、神门，治失眠、健忘。

【操作】向内斜刺0.5～0.8寸；可灸。

7. 膈俞 BL 17（八会穴之血会）

【穴名释义】膈，指横膈。本穴内应横膈，故名膈俞。

【定位】在背部，当第7胸椎棘突下，旁开1.5寸（见图3-27）。

【功效】活血止血，宽胸降逆。

【主治】①胃脘胀痛，呕吐，呃逆，饮食不下；②咳嗽，气喘，吐血，咯血，便血；③潮热，盗汗；④风疹，荨麻疹。

【配伍】配伍内关、足三里，治呕吐、呃逆；配伍足三里、血海、膏肓，治贫血。

【操作】向内斜刺0.5～0.8寸；可灸。

8. 肝俞 BL 18（肝之背俞穴）

【穴名释义】穴为肝气转输、输注之处，是治疗肝疾的重要穴位，故名肝俞。

【定位】在背部，当第 9 胸椎棘突下，旁开 1.5 寸（见图 3-27）。

【功效】疏肝利胆，明目通络。

【主治】肝胆疾病，尤其是黄疸病。

【配伍】配伍支沟、阳陵泉，治胁痛；配伍太冲，治目眩。

【操作】向内斜刺 0.5 ~ 0.8 寸；可灸。

9. 胆俞 BL 19（胆之背俞穴）

【穴名释义】穴为肺胆之气转输、输注之处，是治疗胆疾的重要穴位，故名胆俞。

【定位】在背部，当第 10 胸椎棘突下，旁开 1.5 寸（见图 3-27）。

【功效】疏肝利胆，和胃降逆。

【主治】肝胆疾病，尤其是黄疸病。

【配伍】配伍阳陵泉、太冲，治胆道疾病。

【操作】向内斜刺 0.5 ~ 0.8 寸；可灸。

10. 脾俞 BL 20（脾之背俞穴）

【穴名释义】穴为脾气转输、输注之处，是治疗脾疾的重要穴位，故名脾俞。

【定位】在背部，当第 11 胸椎棘突下，旁开 1.5 寸（见图 3-27）。

【功效】健脾统血，和胃益气。

【主治】脾胃疾患。

【配伍】配伍足三里，治腹胀、便秘。

【操作】向内斜刺 0.5 ~ 0.8 寸；可灸。

11. 胃俞 BL 21（胃之背俞穴）

【穴名释义】穴为胃气转输、输注之处，是治疗胃疾的重要穴位，故名胃俞。

【定位】在背部，当第 12 胸椎棘突下，旁开 1.5 寸（见图 3-27）。

【功效】健脾和胃，消食利湿。

【主治】脾胃疾患。

【配伍】配伍中脘、梁丘，治胃痛。

【操作】向内斜刺 0.5 ~ 0.8 寸；可灸。

12. 肾俞 BL 23（肾之背俞穴）

【穴名释义】穴为肾脏之气转输、输注之处，是治疗肾疾的重要穴位，故名肾俞。

【定位】在腰部，当第 2 腰椎棘突下，旁开 1.5 寸（见图 3-27）。

【功效】益肾助阳，纳气利水，强腰聪耳。

【主治】①生育疾患：遗精，阳痿；②小溲疾患：遗尿，小便频数，小便不利；③妇科疾患：月经不调，白带；④耳鸣耳聋，腰膝酸痛；⑤痛泄不化，五更泄泻；⑥咳喘少气。

【配伍】配伍太溪、三阴交，治月经不调；配伍翳风、耳门，治耳鸣、耳聋。

【操作】直刺 0.5～1 寸；可灸。

13. 大肠俞 BL 25（大肠之背俞穴）

【穴名释义】穴为大肠之气转输、输注之处，是治疗大肠疾患的重要穴位，故名大肠俞。

【定位】在腰部，当第 4 腰椎棘突下，旁开 1.5 寸（见图 3-27）。

【功效】调理肠胃，理气化滞。

【主治】腰痛，泌尿系统疾患，肠道疾患。

【配伍】配伍气海、足三里、支沟，治便秘。

【操作】直刺 0.5～1 寸；可灸。

14. 膀胱俞 BL 28（膀胱之背俞穴）

【穴名释义】穴为膀胱之气转输、输注之处，是治疗膀胱疾患的重要穴位，故名膀胱俞。

【定位】在骶部，当骶正中嵴旁 1.5 寸，平第 2 骶后孔（见图 3-27）。

【功效】培补下元，强腰健膝。

【主治】①遗尿，遗精，小便不利；②泄泻，便秘；③腰骶疼痛。

【配伍】配伍肾俞，治小便不利。

【操作】直刺或斜刺 0.8～1.2 寸；可灸。

15. 次髎 BL 32

【穴名释义】髎，指髎骨，即骶骨。穴在骶骨第 2 孔中，居次上，故名次髎。

【定位】在骶部，当髂后上棘内下方，适对第 2 骶神经后支通过处（见图 3-27）。

【功效】调理下焦，清利湿热。

【主治】①月经不调，痛经，带下，小便不利，遗尿，遗精；②腰痛，下肢痿痹。

【配伍】配伍三阴交、中极、肾俞，治遗尿；配伍血海，治痛经。

【操作】直刺 1～1.5 寸；可灸。

16. 委阳 BL 39

【穴名释义】穴在委中外侧，平委中。外侧属阳，故名委阳。

【定位】腘横纹外侧端，股二头肌腱内侧。

【功效】调理气机，通利水湿。

【主治】①小腹满，小便不利；②腰脊强痛，下肢挛痛。

【配伍】配伍三焦俞、肾俞，治小便不利。

【操作】直刺 0.5～1.5 寸。

17. 委中 BL 40（合穴，膀胱下合穴）

【穴名释义】委，指委屈；中，指中央。穴在腘横纹中央，委屈而求之，故名委中。

【定位】在腘窝横纹中点，当股二头肌腱与半腱肌肌腱的中间。

【功效】清热醒脑，理血消肿，祛风利湿，强健腰膝。

【主治】①腰痛，《四总穴歌》载"腰背委中求"，髋关节屈伸不利，腘肌挛急，下肢痿痹；②丹毒，疔疮，腹痛，吐泻，中暑；③衄血不止（又名"血郄"）；④遗尿，小便不利。

【配伍】配伍大肠俞，治腰痛。

【操作】直刺 0.5～1 寸，或用三棱针点刺出血；可灸。

18. 膏肓 BL 43

【穴名释义】心之下为膏，心之下膈之上为肓。此穴处心膈之间，为膏脂、肓膜之气所输；又喻疾在膏之上，肓之下，针药不能及，而以此穴灸之，即能见效，故名膏肓。

【定位】在背部，当第4胸椎棘突下，旁开3寸（见图3-28）。

【功效】益气补虚，调理肺气。

【主治】①咳喘，盗汗，肺痨，肩背痛；②健忘，遗精；③羸瘦，虚劳。

【配伍】配伍尺泽、肺俞，治咳喘。

【操作】斜刺 0.5～0.8 寸；可灸。

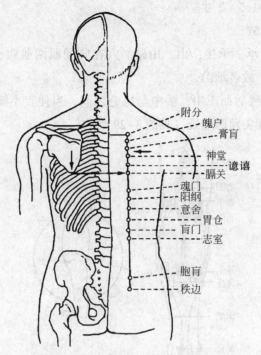

图 3-28　足太阳膀胱经背部穴位示意图

19. 志室 BL 52

【穴名释义】穴在肾俞两旁，应肾，因肾藏志，穴为肾气留住之处，又主治肾疾，故名志室。

【定位】在腰部，当第 2 腰椎棘突下，旁开 3 寸（见图 3-28）。

【功效】益肾固精，壮腰强身。

【主治】①遗精，阳痿；②遗尿，小便不利，水肿；③腰脊强痛。

【配伍】配伍命门，治遗精。

【操作】直刺 0.8～1 寸；可灸。

20. 秩边 BL 54

【穴名释义】秩，秩序、次序；边，尽头。足太阳膀胱经背部诸穴皆依次排列，本穴为背部第 2 侧线最后一穴，故名秩边。

【定位】在臀部，平第 4 骶后孔骶正中嵴旁开 3 寸（见图 3-28）。

【功效】舒筋活络，强健腰膝。

【主治】①腰腿痛，下肢痿痹；②痔疮，便秘，小便不利。

【配伍】配伍委中、大肠俞，治腰腿疼痛。

【操作】直刺 1.5~2 寸。

21. 承山 BL 57

【穴名释义】承,承接;山,山路。穴在腓肠肌两肌腹分开的下端凹陷处,其形若山谷,故名承山。

【定位】在小腿后面正中,委中与昆仑之间,当伸直小腿或足跟上提时,腓肠肌肌腹下出现尖角凹陷处(见图 3-29)。

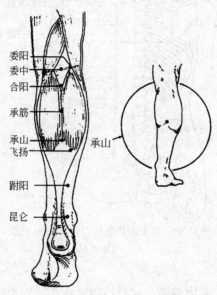

图 3-29 足太阳膀胱经下肢穴位示意图

【功效】理肠疗痔,舒筋活络。

【主治】①痔疾,便秘;②腰腿痛。

【配伍】配伍大肠俞,治痔疾。

【操作】直刺 1~2 寸;可灸。

22. 飞扬 BL 58(络穴)

【穴名释义】穴为足太阳经之络,谓有飞扬而走足少阴经;又比喻此穴能扬步似飞,故名飞扬。

【定位】小腿后面,当外踝后,昆仑直上 7 寸,承山穴下方 1 寸处(见图 3-29)。

【功效】舒筋活络,清热消肿。

【主治】①痔疾;②腰腿痛腿软无力;③头痛,目眩,癫狂,鼻衄。

【配伍】配伍委中,治腿痛。

【操作】直刺 1.0 ~ 1.5 寸。

23. 昆仑 BL 60（经穴）

【穴名释义】昆仑，原为山名。此处喻外踝骨状如昆仑。

【定位】在足部外踝后方，当外踝尖与跟腱之间的凹陷处（见图3-29）。

【功效】舒筋活络，清利头目，镇痉止痛。

【主治】①头痛，项强，肩背拘急，目眩，鼻衄；②癫痫，难产；③腰骶疼痛，足跟肿痛。

【配伍】配伍风池，治头痛、目眩。

【操作】直刺 0.5 ~ 1 寸；可灸。孕妇禁针刺。

24. 申脉 BL 62（八脉交会穴，通阳跷脉）

【穴名释义】申，通"伸"，有屈伸矫捷之意；脉，指阳跷脉。穴通阳跷脉，为阳跷所生，故名申脉。

【定位】在足外侧部，外踝直下方凹陷中（见图3-30）。

【功效】镇静止痛，宁心安神。

【主治】①头痛，眩晕，失眠，癫狂，痫证；②腰腿痛，项强，足背痛。

【配伍】配伍肾俞、肝俞、百会，治眩晕。

【操作】直刺 0.3 ~ 0.5 寸；可灸。

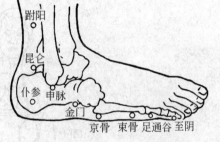

图 3-30 足太阳经足部穴位

25. 束骨 BL 65（输穴）

【穴名释义】小趾本节后曰束骨，穴当其处，故名束骨。

【定位】在足外侧部，足小指本节（第5跖趾关节）的后方，赤白肉际处（见图3-30）。

【功效】清利头目，舒筋活络。

【主治】①头痛，项痛，目眩，癫狂；②腰背痛，下肢后侧痛。

【配伍】配伍肾俞、太冲，治目眩。

【操作】直刺 0.3 ~ 0.5 寸。

26. 至阴 BL 67（井穴）

【穴名释义】至，到达；阴，足少阴。此穴为足太阳脉气交接至足少阴，由阳至阴，故名至阴。

【定位】在足小趾末节外侧，距趾甲根角 0.1 寸（见图3-30）。

【功效】疏风清热，矫正胎位。

【主治】①胎位不正，难产，胞衣不下（矫正胎位用灸法）；②头痛，鼻塞，鼻衄，目痛。

【配伍】配伍太冲、百会，治头痛。

【操作】浅刺0.1~0.2寸，或用三棱针点刺放血，可灸。孕妇及习惯性流产者禁针刺。

第八节　足少阴肾经

一、经脉循行

足少阴肾经（Kidney Meridian of Foot-Shaoyin, KI. ）起于足小趾之下，出于涌泉，止于俞府（见图3-31）。

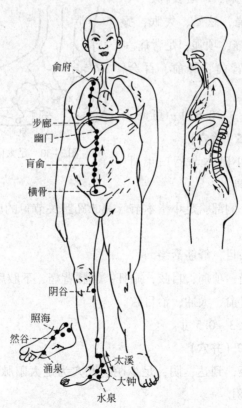

图3-31　足少阴肾经循行图

1. 体表循行

小趾之下→足心→然骨→内踝后→脚跟→腓肠肌→下肢内侧后缘→入腹→属肾络膀胱→贯肝膈→入肺→喉咙→舌本

↓

络心→注胸中

2. 体内联系

肾、膀胱、肝、肺、心、喉咙、舌。

二、主要病候

咳血、气喘、舌干、咽喉、肿痛、水肿、大便秘结、泄泻、腰痛、脊股内后侧痛、痿弱无力、足心热等症。

三、主治概要

主治妇科病，前阴病，肾、肺、咽喉病及经脉循行部位的其他病证（见表3-8）。

表3-8　足少阴肾经主治规律

穴位	主治病证
涌泉	前阴病、妇科病、昏迷、小儿惊风
然谷	前阴病、妇科病、消渴
太溪	前阴病、妇科病、耳鸣、腰痛、齿痛
大钟	前阴病、妇科病、痴呆、腰痛
照海	前阴病、妇科病、癫狂、眼睑𥆧动
复溜	前阴病、妇科病、盗汗、热病汗不出
筑宾	前阴病、妇科病
阴谷	前阴病、妇科病
俞府	胸肺疾病

四、本经腧穴

本经腧穴主要分布于下肢内侧后缘及胸腹部第1侧线上。

本经共有腧穴27个。重点穴：涌泉、然谷、太溪、大钟、照海、复溜、筑宾、阴谷、俞府。

应掌握的解剖标志：足底、舟骨粗隆、跟腱、内踝尖、胫骨、半腱肌腱、半膜肌腱、耻骨联合上缘、脐中、肋间隙、锁骨等。

1. 涌泉 KI 1（井穴）

【穴名释义】穴为足少阴之井穴，在足心凹陷处。肾属水，喻经气初出如泉水涌出，故名涌泉。

【定位】在足底部，卷足时足前部凹陷处，约当足底第2、3趾趾缝纹头端与足跟连线的前1/3与后2/3交点处（见图3-32）。

【功效】益肾通便，平肝息风。

【主治】①头痛，眩晕，昏迷，晕厥，善恐，癫狂，小儿惊风，失眠；②便秘，小便不利；③咽喉肿痛，舌干，失音；④足心热，下肢瘫痪。

【配伍】配伍然谷，治喉痹；配伍阴陵泉，治热病挟脐急痛，胸胁满；配伍水沟、照海，治癫痫；配伍太冲、百会，治头项痛。

【操作】直刺0.5~0.8寸；可灸。

2. 然谷 KI 2（荥穴）

【穴名释义】然，指然骨，即舟骨粗隆；谷，指凹陷处。穴位位于舟骨粗隆前下方凹陷处，故名然谷。

【定位】在足内侧缘，足舟骨粗隆下方，赤白肉际处（见图3-33）。

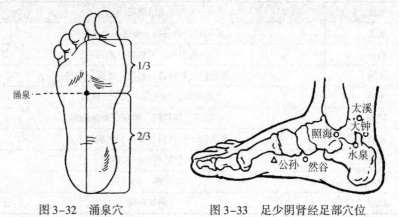

图3-32 涌泉穴　　　　　图3-33 足少阴肾经足部穴位

【功效】益肾固泄，导赤清心。

【主治】①妇科病及生育疾患：月经不调，阴挺，阴痒，白浊；遗精，阳痿；②小便不利，泄泻，消渴，黄疸；③咽喉肿痛，咳血。

【配伍】配伍承山，治转筋；配伍气冲、四满，治石水；配伍太溪，治热病烦心、足寒、多汗。

【操作】直刺 0.5~0.8 寸；可灸。

3. 太溪 KI 3（输穴，原穴）

【穴名释义】太，指大；溪，山间流水。穴为本经原穴，气血所注之处。足少阴脉气至太溪流注成大溪，故名太溪。

【定位】在足内侧，内踝后方，当内踝尖与跟腱之间的凹陷处（见图 3-33）。

【功效】益肾纳气，培土生金。

【主治】①头痛目眩，咽喉肿痛，齿痛，耳鸣耳聋，咳嗽，气喘，咯血；②月经不调，遗精，阳痿，健忘，失眠；③消渴，小便频数，下肢冷厥，足跟痛。

【配伍】配伍然谷，主治热病烦心，足寒清，多汗；配伍肾俞，治肾胀；配伍支沟、然谷，治心痛如锥刺。

【操作】直刺 0.5~0.8 寸；可灸。

4. 大钟 KI 4（络穴）

【穴名释义】钟，汇聚。穴在足跟中，为足太阴大络别注之处。足少阴脉气由太溪至此汇聚得以深大，再转注膀胱之脉，故名大钟。

【定位】在足内侧，内踝后下方，当跟腱附着部的内侧前方凹陷处（见图 3-33）。

【功效】益肾平喘，调理二便。

【主治】①癃闭，遗尿，便秘；②咳血，气喘；③痴呆，嗜卧；④足跟痛，腰痛。

【配伍】配伍太溪、神门，治心肾不交之心悸、失眠；配伍行间，治虚火上炎之易惊善怒；配伍鱼际，治虚火上炎之咽痛。

【操作】直刺 0.3~0.5 寸。

5. 照海 KI 6（八脉交会穴，通阴跷脉）

【穴名释义】照，通"昭"，明显之意；海者，百川之所归也。穴在足内踝下一寸，为阴跷脉所生，足少阴脉气归聚处。穴处脉气阔如大海，故名照海。

【定位】在足内侧，内踝尖下方凹陷处（见图 3-33）。

【功效】滋阴宁神，通调二阴。

【主治】①月经不调，痛经，赤白带下，阴挺，阴痒，疝气，小便频数；②目赤肿痛，咽喉干痛，失音；③失眠，嗜卧，痫证，惊恐不宁。

【配伍】配伍列缺、天突、太冲、廉泉，治咽喉病症；配伍神门、风池、三阴交，治阴虚火旺之失眠症。

【操作】直刺 0.5 ~ 0.8 寸；可灸。

6. 复溜 KI 7（经穴）

【穴名释义】复，返还；溜，通"流"。足少阴脉气出于涌泉，经然谷，到太溪，行大钟水泉，绕照海，复从太溪直上而流于本穴，故名复溜。

【定位】在小腿内侧，太溪直上 2 寸，跟腱的前方（见图 3-34）。

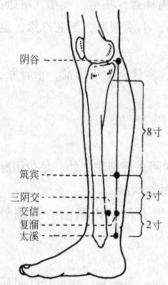

图 3-34　足少阴肾经下肢穴位图

【功效】补肾益阴，通调水道。

【主治】①盗汗，身热无汗；②肠鸣，泄泻，水肿，腹胀；③腰脊强痛，下肢痿痹。

【配伍】配伍后溪、阴郄，治盗汗不止；配伍中极、阴谷，治癃闭。

【操作】直刺 0.8 ~ 1 寸；可灸。

7. 俞府 KI 27

【穴名释义】俞，同"输"，转输；府，聚也。足少阴脉气由足至胸转输会聚于本穴，故名俞府。

【定位】在胸部，当第 1 肋间隙，前正中线旁开 2 寸。

【功效】止咳平喘，和胃降逆。

【主治】胸痛，咳嗽，气喘，呕吐。

【配伍】配伍天突、肺俞、鱼际，治咳嗽、咽痛；配伍足三里、合谷，治胃气上逆之呕吐、呃逆。

【操作】斜刺或平刺 0.5 ~ 0.8 寸。

第九节　手厥阴心包经

一、经脉循行

手厥阴心包经（Pericardium Meridian of Hand-Jueyin, PC.）起于胸中，出于天池，止于中冲（见图 3-35）。

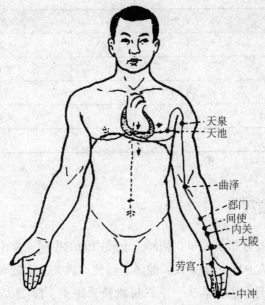

图 3-35　手厥阴心包经循行图

1. 体表循行

胸中→心包络→横膈→历络三焦

↓

胁部→腋下 3 寸→上臂内侧中间→肘窝中→前臂两筋之间→掌中→中指端

↓

无名指端

2. 体内联系

心包络、膈、三焦。

二、主要病候

心痛、胸闷、心惊、心烦、癫狂、肘臂挛痛、掌心发热等。

三、主治概要

主治心、胸、胃、神志病及经脉循行部位的其他病证（见表3-9）。

表3-9　手厥阴心包经主治规律

穴位	远治作用	特殊作用
曲泽		急性吐泻
间使		疟疾、癫痫
内关	心、胸、胃、神志病	胃痛、呕吐
大陵		心痛、惊悸
劳宫		口臭、口疮

四、本经腧穴

本经腧穴主要分布于分布在胸部、上肢内侧的中间、掌中、指尖。

本经共有腧穴9个。重点穴：曲泽、间使、内关、大陵和劳宫。

应掌握的解剖标志：乳头、肱二头肌长、短头、肱二头肌肌腱、掌长肌腱、桡侧腕屈肌腱、掌指关节、中指端等。

1. 天池 PC 1

【穴名释义】天，高位；池，水聚处。穴在胸廓，胸廓为清虚境界，居天位。穴承足少阴脉气转注而来，又近乳房，乳房为泌乳之所，喻之为"池"，故而得名。

【定位】在胸部第4肋间隙，乳头外1寸，前正中线旁开5寸（见图3-35）。

【功效】宽胸理气，活血散结。

【主治】①胸闷，胁肋胀痛，腋下肿痛，瘰疬；②乳痈，乳汁少；③咳嗽，气喘。

【配伍】配伍列缺、丰隆，治咳嗽；配伍内关，治心痛；配伍支沟，治胁肋痛。

【操作】斜刺或平刺0.5~0.8寸；本穴正当胸腔，内容心、肺，不宜深刺。

2. 曲泽 PC 3（合穴）

【穴名释义】曲，指屈曲；泽，水之归聚处。本穴为手厥阴之合，属水，喻水之归聚如泽。

【定位】在肘横纹中，当肱二头肌腱的尺侧缘（见图3-36）。

【功效】清热宁心，疏经活络，降逆止呕。

【主治】①心痛，心悸，胸痛；②呕吐，胃痛，中暑，泄泻；③热病，瘾疹；④肘臂痛。

【配伍】配伍神门、鱼际，治呕血；配伍内关、大陵，治心胸痛；配伍大陵、心俞、厥阴俞，治心悸、心痛；配伍少商、尺泽、曲池，治疗肘臂挛急、肩臂痛。

【操作】直刺0.8~1寸，或用三棱针点刺放血；可灸。

3. 间使 PC 5（经穴）

【穴名释义】使，使臣。心包为使臣之官，由心君主使，间有君臣之义，故名间使。

【定位】在前臂掌侧，当曲泽与大陵的连线上，腕横纹上3寸。掌长肌腱与桡侧腕屈肌腱之间（见图3-37）。

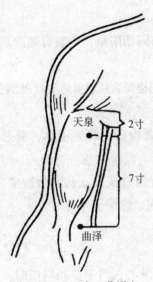

图3-36 天泉、曲泽穴

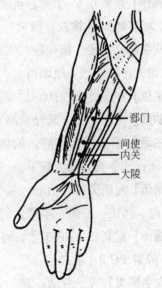

图3-37 郄门、间使、内关、大陵穴

【功效】清热宁心，舒筋活络。

【主治】①心悸，癫狂，痫证；②疟疾，热病；③肘臂痛。

【配伍】配伍支沟，治疟疾；配伍尺泽，治反胃、呕吐、呃逆；配伍水沟、太冲，治癔病；配伍腰奇，治癫痫。

【操作】直刺0.5~1寸；可灸。

4. 内关 PC 6（络穴，八脉交会穴之一，通阴维脉）

【穴名释义】内，指内脏；关，指出入之要地。穴为手厥阴之络，与阴维脉相通。阴维脉有维系、联络诸阴经的作用，穴为主治内脏疾患之要穴，故名内关。

【定位】在前臂掌侧，当曲泽与大陵的连线上腕横纹上2寸，掌长肌腱与桡侧腕屈肌腱之间（见图3-37）。

【功效】宁心安神，理气和胃，疏经活络。

【主治】①心悸，心胸胁痛；②休克，无脉症，心动过速或过缓，心律不齐；③胃痛呕吐，呃逆；④失眠，癫狂，痫证，郁证，偏头痛；⑤中风偏瘫，肘臂挛痛；⑥热病，疟疾。

【配伍】配伍公孙，治肚痛；配伍膈俞，治胸满支肿；配伍中脘、足三里，治胃脘痛、呕吐、呃逆；配伍外关、曲池，治上肢不遂；配伍患侧悬厘，治偏头痛；配伍建里，除胸闷。

【操作】直刺0.5~1寸；可灸。

5. 大陵 PC 7（输穴；原穴）

【穴名释义】陵，指丘陵。穴在掌后两筋间凹陷中，当腕骨隆起后方，喻骨隆起如大丘陵之状，故而得名。

【定位】在腕横纹的中点处，当掌长肌腱与桡侧腕屈肌腱之间（见图3-37）。

【功效】清热宁心，疏经活络。

【主治】①心悸，心痛，胸痛，胸闷；②癫狂，喜笑不休，善悲泣，惊恐，痫证；③手腕臂痛，腕下垂。

【配伍】配伍劳宫，治心绞痛、失眠；配伍外关、支沟，治腹痛、便秘；配伍水沟、间使、心俞、丰隆，治癫、狂、痫、惊悸。

【操作】直刺0.3~0.5寸；可灸。

6. 劳宫 PC 8（荥穴）

【穴名释义】劳，劳动；宫，中室。穴在掌心，当手劳动屈指时，中指尖所点之处为劳宫穴。

【定位】在手掌心，当第2、3掌骨之间偏于第3掌骨，握拳屈指时中指尖处（见图3-38）。

【功效】清热开窍，宁心安神。

【主治】①（急救）中风，昏迷，中暑，心绞痛；②口疮，口臭，鼻衄；③癫，狂，痫。

【配伍】配伍后溪，治三消、黄疸；配伍涌泉，治五般痫。

【操作】直刺0.3~0.5寸；可灸。

7. 中冲 PC 9（井穴）

【穴名释义】手厥阴脉气中道而行，径直冲达中指指端，故名中冲。

【定位】在手中指末节尖端中央（图3-38）。

【功效】清热开窍，宁心安神。

【主治】①（急救）中风昏迷，中暑，昏厥，小儿惊风；②胸痛，心烦，舌强肿痛；③热病，掌中热。

【配伍】配伍内关、水沟，治小儿惊风、中暑、中风昏迷等；配伍金津、玉液、廉泉，治舌强不语、舌本肿痛；配伍商阳，治耳聋、时不闻音。

【操作】浅刺0.1寸；或用三棱针点刺出血。

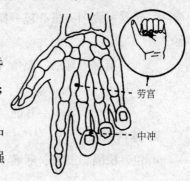

图 3-38　劳宫、中冲穴

第十节　手少阳三焦经

一、经脉循行

手少阳三焦经（Sanjiao Meridian of Hand-Shaoyang, SJ.）起于无名指末端，出于关冲，止于丝竹空（见图3-39）。

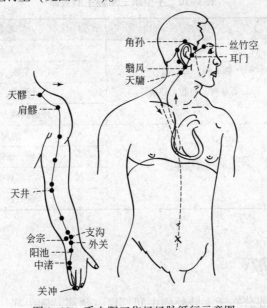

图 3-39　手少阳三焦经经脉循行示意图

1. 体表循行

无名指末端→手背4、5掌骨间→前臂外侧桡骨和尺骨之间→上臂外侧→肩后→缺盆→胸中→络心包→横膈→属于三焦

↘

项部→耳后→额角→面颊→目眶下

↓

耳中→耳前→面颊→目外眦

2. 体内联系

心包、横隔、三焦、咽喉、耳、目。

二、主要病候

腹胀、水肿、遗尿、小便不利、耳聋、喉咽肿痛、目赤肿痛、颊肿、耳后、肩臂肘部外侧痛等。

三、主治概要

主治侧头、耳、目、胸胁、咽喉病、热病及经脉循行部位的其他病症（见表3-10）。

表3-10　手少阳三焦经主治规律

穴位	主治	症状
中渚	侧头病，耳、目、咽喉病、胁肋、热病	耳疾
阳池		疟疾、消渴
支沟		便秘、胁痛
外关		外感热病、上肢痹痛
肩髎	局部病症	肩背痛
翳风		耳疾、面瘫、颊肿
耳门		耳疾
丝竹空		偏头痛、目疾

四、本经腧穴

本经腧穴主要分布于上肢外侧中间、肩、颈部、侧头部、面部。

本经共有腧穴 23 个。重点穴：中渚、阳池、外关、支沟、肩髎、翳风、耳门、丝竹空。

应掌握的解剖标志：指甲角、第 4、5 掌指关节，腕背横纹，指总伸肌腱、尺、桡骨，尺骨鹰嘴，三角肌，肩峰，肱骨大结节，第 7 颈椎，下颌角，胸锁乳突肌，耳廓，耳尖，下颌骨髁状突，眉梢等。

1. 关冲 SJ 1（井穴）

【穴名释义】关，出入之要道。穴为手少阳之井，少阳乃出入之枢纽，故名关冲。

【定位】在手环指末节尺侧，距指甲角 0.1 寸（指寸）（见图 3-40）。

【功效】清热解表，清心聪耳。

【主治】①中风昏迷，热病，心烦，中暑；②咽喉肿痛，头痛，目赤，耳鸣耳聋。

【配伍】配伍内关、人中，治中暑、昏厥。

【操作】浅刺 0.1 寸，或用三棱针点刺出血；可灸。

2. 中渚 SJ 3（输穴）

【穴名释义】渚，水中小洲。三焦水道似江，脉气至此输注流连，犹江中有渚，故名中渚。

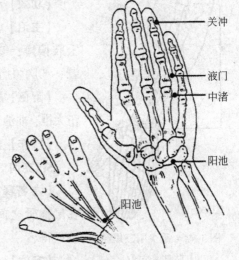

图 3-40 手少阳三焦经手部部分穴位

【定位】在手背部，当环指本节（掌指关节）的后方，第 4、5 掌骨间凹陷处（见图 3-40）。

【功效】清热利咽，明目聪耳。

【主治】①耳鸣，耳聋，目翳，咽喉肿痛；②热病，疟疾，消渴；③手指不能屈伸，肩背肘臂酸痛，颈项强痛，落枕。

【配伍】配伍角孙，治耳鸣、耳聋；配伍太白，治大便难；配伍支沟、内庭，治嗌痛。

【操作】直刺 0.3～0.5 寸；可灸。

3. 阳池 SJ 4（原穴）

【穴名释义】手背为阳，凹陷处如池。

【定位】在腕背横纹中，当指总伸肌腱的尺侧缘凹陷处（见图 3-40）。

【功效】清热通络，疏调三焦。

【主治】①耳聋，目赤肿痛，咽喉肿痛；②腕痛，肩臂痛；③疟疾，消渴。

【配伍】配伍合谷、尺泽、曲池、中渚，治手臂拘挛。

【操作】直刺0.3~0.5寸。

4. 外关 SJ 5（络穴，八脉交会穴之一，通阳维脉）

【穴名释义】外，指体表；关，指关隘。穴为手少阳之络，与阳维脉相通，阳维脉有维系、联络诸阳经的作用。

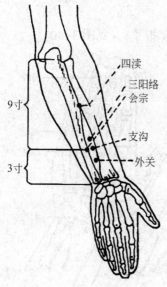

图3-41　手少阳三焦经
上肢部分穴位

【定位】在前臂背侧，当阳池与肘尖的连线上，腕背横纹上2寸，尺骨与桡骨之间（见图3-41）。

【功效】清热解表，聪耳明目，解痉止痛。

【主治】①手指疼痛，肘臂屈伸不利，肩痛，上肢偏瘫；②热病，偏头痛，目赤肿痛，耳鸣耳聋；③胸胁痛。

【配伍】配伍足临泣，治颈项强痛、肩背痛；配伍大椎、曲池，治外感热病；配伍阳陵泉，治胁痛。

【操作】直刺0.5~1寸；可灸。

5. 支沟 SJ 6（经穴）

【穴名释义】支，通"肢"；沟，指沟渠。穴在尺桡骨之间，脉气行于两骨之间如水行沟渠，故而得名。

【定位】在前臂背侧，当阳池与肘尖的连线上，腕背横纹上3寸，尺骨与桡骨之间（见图3-41）。

【功效】清热聪耳，润肠通便。

【主治】①热病，便秘；②胁肋疼痛，落枕；③暴喑，耳鸣，耳聋；④手指震颤，肘臂痛。

【配伍】配伍天枢，治大便秘结；配伍双侧支沟，治急性腰扭伤、胁痛。

【操作】直刺0.5~1寸；可灸。

6. 肩髎 SJ 14

【穴名释义】髎，骨空处是也。穴当肩关节骨隙处，以此得名。

【定位】在肩部，当臂外展时，于肩峰后下方凹陷处（见图3-42）。

【功效】疏经活络，通利关节。

【主治】肩臂疼痛不举，上肢痿痹。

【配伍】配伍天宗、曲垣，治疗肩背疼痛；配伍肩井、天池、养老，治上肢不遂、肩周炎。

【操作】直刺0.5~1.0寸。

7. 翳风 SJ 17

【穴名释义】翳，蔽也。穴在耳后凹陷处，善疗风疾，故名翳风。

【定位】在耳垂后方，当乳突与下颌角之间的凹陷处（见图3-43）。

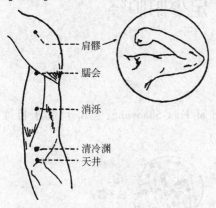

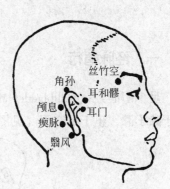

图3-42 手少阳三焦经上臂穴位图　　图3-43 手少阳三焦经头面部穴位图

【功效】疏散风热，聪耳通窍。

【主治】①耳鸣，耳聋，聤耳；②口眼歪斜，牙关紧闭，牙痛；③瘰疬，颊肿，痄腮。

【配伍】配伍地仓、承浆、水沟、合谷，治口噤不开。

【操作】直刺0.8~1.2寸；可灸。

8. 耳门 SJ 21

【穴名释义】穴在耳屏上切迹前，犹如耳之门户，故而得名。

【定位】在面部，当耳屏上切迹的前方，下颌骨髁状突后缘，张口有凹陷处（见图3-43）。

【功效】聪耳消肿，通窍活络。

【主治】①耳鸣，耳聋，聤耳；②齿痛，颈颔痛。

【配伍】配伍丝竹空，治牙痛；配伍兑端，治上齿龋。

【操作】微张口，直刺0.5~1寸；可灸。

9. 丝竹空 SJ 23

【穴名释义】丝，喻纤细的眉梢；竹，喻眉毛如丛竹；空，指凹陷处的空穴。穴在眉后凹陷中，故名丝竹空。

【定位】在面部，当眉梢凹陷处（见图3-43）。

【功效】散风清热，清头明目。

【主治】①目眩，目赤肿痛，眼睑瞤动；②头痛，齿痛；③癫痫。

【配伍】配太阳、外关，治偏头痛；配睛明、攒竹，治目赤肿痛。

【操作】平刺或斜刺0.5～1寸（可透刺鱼腰穴或透太阳穴）；不灸。

第十一节　足少阳胆经

一、经脉循行

足少阳胆经（Gallbladder Meridian of Foot-Shaoyang, GB.）起于目外眦，出于瞳子髎，止于足窍阴（见图3-44）。

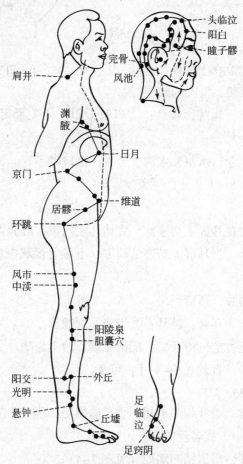

图3-44　足少阳胆经经脉循行示意图

1. 体表循行

<pre>
              耳中→耳前→目外眦后
                 ↑
目外眦 → 额角 → 耳后 → 颈旁 → 缺盆 → 胸侧 → 季肋 ┐
  ↓   ├ 髋关节→
大迎→目眶下→颊车→缺盆→胸中→横膈→肝→胆→出于少腹→绕阴部 ┘

 (髋关节→)循下肢外侧中间→足背→第4趾外侧
                              ↓
                 沿1、2趾骨间→大趾端
</pre>

2. 体内联系

目、耳、横膈、肝、胆。

二、主要病候

口苦、目眩、疟疾、头痛、颌痛、目外眦痛、缺盆部、腋下、胸胁、股及下肢外侧、足外侧痛等。

三、主治概要

主治侧头、目、耳、咽喉病、神志病、热病及经脉循行部位的其他病症（见表3-11）。

表3-11 足少阳胆经主治规律

穴位	病症
头项部穴	局部病症
躯干胁肋部穴	局部病证、邻近脏腑病症
肘膝以下穴	主治头、目、耳、咽喉病以及神志病

四、本经腧穴

本经腧穴主要分布于侧头、耳后、颈项、侧胸、侧腹部、下肢外侧、足部。

本经共有腧穴 44 个。重点穴：听会、率谷、阳白、头临泣、风池、肩井、环跳、风市、阳陵泉、光明、悬钟、丘墟、足临泣等。

应掌握的解剖标志：目外眦、眶骨、屏间切迹、颧弓、鬓发、耳尖、耳根后缘、乳突、胸锁乳突肌、斜方肌、肩峰、腋中线、肋骨、乳头、第11及12肋游离端、肚脐、髂前上棘、股外侧肌、股二头肌、股骨外上髁、腓骨小头、腓骨、外踝、趾长伸肌腱、小趾伸肌腱、趾蹼缘。

1. 瞳子髎 GB 1（手太阳、手足少阳经交会穴）

【穴名释义】髎，骨空也。穴当瞳子之外方，故名瞳子髎。

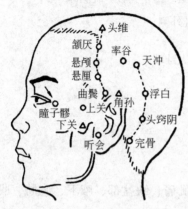

图3-45 头面部部分穴位图

【定位】在面部，目外眦旁，当眶外侧缘处（图3-45）。

【功效】平肝息风，明目退翳。

【主治】①目痛、目赤、目翳等各种目疾；②头痛，口眼歪斜。

【配伍】配伍合谷、临泣、睛明，治目生内障；配伍少泽，治妇人乳肿；配伍养老、肝俞、光明、太冲，治疗视物昏花。

【操作】平刺0.3～0.5寸；或用三棱针点刺出血。

2. 听会 GB 2

【穴名释义】会，指会聚。穴在耳前凹陷中，针此穴可使听力会聚，因而得名。

【定位】在面部，当耳屏间切迹的前方，下颌骨髁状突的后缘，张口有凹陷处（见图3-45）。

【功效】疏风清热，开窍聪耳。

【主治】①耳鸣耳聋，聤耳；②头痛，面痛，齿痛，口眼歪斜。

【配伍】配伍颊车、地仓，治中风口眼歪斜；配伍迎香，治耳聋气痞；配伍耳门、听宫，治下颌关节炎。

【操作】微张口，直刺0.5～1.0寸；可灸。

3. 阳白 GB 14（足少阳、阳维脉交会穴）

【穴名释义】阳，指额部；白，明也。主治"头目瞳子痛，不可以视"，故名阳白。

【定位】在前额部，当瞳孔直上，眉上1寸（见图3-46）。

【功效】疏风清热，清头明目。

【主治】①头痛，眩晕；②目赤肿痛，眼睑𥆧动，眼睑下垂，口眼歪斜。

【配伍】配伍太阳、睛明、鱼腰，治目赤肿痛、视物昏花、上睑下垂。

【操作】向下平刺0.3～0.5寸，或向下透鱼腰；可灸。

4. 头临泣 GB 15（足少阳、太阳与阳维脉交会穴）

【穴名释义】目者，泣之所出，穴临其上，善治目疾。

【定位】在头部，当瞳孔直上入前发际0.5寸，神庭与头维连线中点处（见图3-46）。

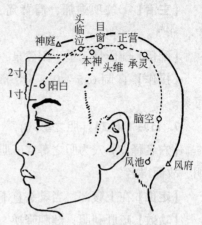

图3-46　头面部部分穴位图

【功效】清热祛风明目。

【主治】①头痛；②目眩，流泪，鼻塞，鼻渊；③小儿惊痫。

【配伍】配伍阳谷、腕骨、申脉，治风眩；配伍肝俞，治白翳；配伍大椎、腰奇、水沟、十宣，治中风昏迷癫痫；配伍大椎、间使、胆俞、肝俞，治疟疾。

【操作】平刺0.3～0.5寸。

5. 风池 GB 20（足少阳、阳维脉交会穴）

【穴名释义】穴在后发际凹陷中，穴处似池，为治风要穴，故名风池。

【定位】在项部，当枕骨之下，与风府相平，胸锁乳突肌与斜方肌上端之间的凹陷处（见图3-46）。

【功效】平肝息风，清热解表，聪耳明目。

【主治】①头痛，颈项强痛，感冒，热病；②眩晕，中风，高血压，口眼歪斜；③目赤肿痛，鼻塞，鼻渊，耳鸣。

【配伍】配伍合谷、丝竹空，治偏正头痛；配伍脑户、玉枕、风府、上星，治目痛不能视；配伍百会、太冲、水沟、足三里、十宣，治中风。

【操作】针尖微向下，向鼻尖方向斜刺0.8～1.2寸，或向对侧风池方向透风府（督脉穴）。深部为延髓，不可向上斜刺，严格掌握深度与角度；可灸。

6. 肩井 GB 21

【穴名释义】穴在肩上凹陷处，因凹陷颇深，犹如深井，故以为名。

【定位】在肩上，前直乳中，当大椎与肩峰端连线的中点处。

【功效】散风清热，消肿止痛。

【主治】①颈项强痛，肩背痛，手臂不举；②乳痛，乳汁少，难产，滞产，疝气。

【配伍】配伍足三里、阳陵泉，治脚气酸痛；治疗乳腺炎的特效穴。

【操作】直刺 0.5～0.8 寸，深部为肺尖，慎不可深刺，孕妇禁针刺；可灸。

7. 日月 GB 24（胆之募穴）

【穴名释义】穴为胆之募穴。胆者，中正之官，决断出焉。因决断务求其明，故而得名。

【定位】在上腹部，当乳头直下，第7肋间隙，前正中线旁开4寸。

【功效】疏肝利胆，健脾降逆。

【主治】①胁肋疼痛，胃脘痛；②黄疸，呕吐，吞酸，呃逆。

【配伍】配伍胆俞，治胆虚；配伍内关、中脘，治呕吐、纳呆；配伍期门、阳陵泉，治胆石症；配伍支沟、丘墟，治胁胀痛；配伍胆俞、腕骨，治黄疸。

【操作】斜刺 0.5～0.8 寸；可灸。

8. 带脉 GB 26

【穴名释义】带，指束带。穴为带脉经气所过之处，可治妇人经带疾患，故名带脉。

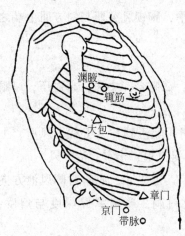

图 3-47 胸胁部部分穴位示意图

【定位】在侧腹部，章门下 1.8 寸，当第 11 肋游离端下方垂线与脐水平线的交点上（图 3-47）。

【功效】调理月经，健脾固带。

【主治】①月经不调，带下，疝气，小腹痛；②腰胁痛。

【配伍】配伍关元、气海、三阴交、白环俞、间使，治赤白带下；配伍关元、足三里、肾俞、京门、次髎，治肾气虚带下；配伍中极、次髎、行间、三阴交，治湿热下注之带下。

【操作】直刺 0.5～0.8 寸；可灸。

9. 环跳 GB 30（足少阳、太阳经交会穴）

【穴名释义】环，环曲；跳，跳跃。穴在髀枢中，其屈膝髋呈环曲，如跳跃状，故名环跳。

【定位】在股外侧部，侧卧屈股，当股骨大转子最凸点与骶管裂孔连线的外1/3与中1/3交点处（见图3-48）。

【功效】祛风化湿，疏通经络。

【主治】下肢痿痹，半身不遂，腰腿痛。

【配伍】配伍风市，治风痹；配伍太白、足三里、阳陵泉、丰隆、飞扬，治下肢水潴留、静脉炎；配伍风市、膝阳关、阳陵泉、丘墟，治胆经型坐骨神经痛；配伍居髎、风市、中渎，治股外侧皮神经炎；配伍髀关、伏兔、风市、犊鼻、足三里、阳陵泉、太冲、太溪，治小儿麻痹，肌萎缩，中风半身不遂。

【操作】直刺2~3寸，有麻感向下肢放射；可灸。

10. 风市 GB 31

【穴名释义】市，指市集。该穴主治下肢风疾，故名风市。

【定位】在大腿外侧部的中线上，当腘横纹上7寸，或直立垂手时，中指尖处（见图3-49）。

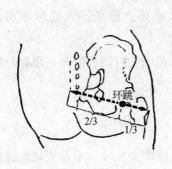

图3-48　环跳穴

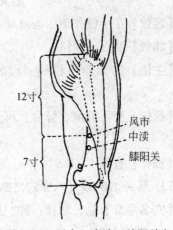

图3-49　风市、中渎、膝阳关穴

【功效】祛风化湿，疏通经络。

【主治】①下肢痿痹，麻木，半身不遂；②遍身瘙痒，脚气。

【配伍】配伍风池、大杼、大椎、命门、关元、腰阳关、十七椎，治中心型类风湿。

【操作】直刺1~2寸；可灸。

11. 阳陵泉 GB 34（合穴，胆之下合穴，八会穴之筋会）

【穴名释义】外侧为阳；陵，高处；泉，凹陷处。穴在下肢外侧，当腓骨小头前下方凹陷处，故名阳陵泉。

【定位】在小腿外侧，当腓骨头前下方凹陷处（见图3-50）。

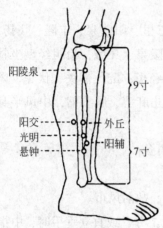

阳陵泉

阳交——外丘
光明——
悬钟——阳辅

9寸

7寸

图3-50 足少阳胆
经部分下肢穴位

【功效】疏肝利胆，舒筋镇痉。

【主治】①胁肋痛，口苦，呕吐，黄疸；②半身不遂，下肢痿痹，麻木，膝肿痛；③小儿惊风。

【配伍】配伍曲池，治半身不遂；配伍日月、期门、胆俞、至阳，治黄疸、胆囊炎、胆结石；配伍足三里、上廉，治胸胁痛。

【操作】直刺1~1.5寸；可灸。

12. 光明 GB 37（络穴）

【穴名释义】穴为足少阳之络，别走肝经，肝开窍于目，穴治眼疾，有开复光明之功，故名光明。

【定位】在小腿外侧，当外踝尖上5寸，腓骨前缘（见图3-50）。

【功效】明目，通络。

【主治】①夜盲，目痛，颊肿；②下肢痿痹，膝痛；③乳房胀痛，乳汁少。

【配伍】配伍肝俞、肾俞、风池、目窗、睛明、行间，治青光眼和早期白内障。

【操作】直刺1~1.5寸；可灸。

13. 悬钟 GB 39（八会穴之髓会）

【穴名释义】悬，悬挂；钟，聚也。穴在外踝上三寸，未及于足，犹如悬挂之状，故名悬钟。

【定位】在小腿外侧，当外踝尖上3寸，腓骨前缘（见图3-50）。

【功效】疏肝益肾，强筋健骨。

【主治】①颈项强痛，胸胁疼痛，半身不遂；②腰腿痛，脚气。

【配伍】配伍内庭，治心腹胀满；配伍昆仑、合谷、肩髃、曲池、足三里，治中风、半身不遂；配伍后溪、列缺，治项强、落枕。

【操作】直刺0.5~0.8寸；可灸。

14. 丘墟 GB 40 (原穴)

【穴名释义】丘，指土丘；墟，丘之大者。穴当足外踝下方，故名丘墟。

【定位】在足外踝的前方，当趾长伸肌腱的外侧凹陷处（见图3-51）。

【功效】疏肝利胆，泄热通经。

【主治】①外踝肿痛，下肢痿痹，半身不遂；②目赤肿痛，颈项强痛，胸胁痛；③疟疾，疝气。

【配伍】配伍昆仑、绝骨，治踝跟足痛；配伍中渎，治胁痛；配伍大敦、阴市、照海，治卒疝；配伍日月、期门、肝俞、胆俞、阳陵泉、腕骨，治黄疸、胆道疾患。

【操作】直刺0.5~0.8寸；可灸。

15. 足临泣 GB 41 (输穴；八脉交会穴，通于带脉)

【穴名释义】穴临于足，与头临泣相对，故名足临泣。

【定位】在足背外侧，当足四趾本节（第4跖趾关节）的后方，小趾伸肌腱的外侧凹陷中（见图3-51）。

【功效】清肝明目，理气散结。

【主治】①偏头痛，目痛，胁肋痛；②乳痈，乳胀，瘰疬，疟疾；③中风偏瘫，足跗肿痛。

【配伍】配伍三阴交，治痹证；配伍三阴交、中极，治月事不利。

【操作】直刺0.3~0.5寸；可灸。

16. 足窍阴 GB 44 (井穴)

【穴名释义】窍，关窍；阴，指厥阴经。穴为足少阳之井，喻为交会足厥阴之关窍，故名足窍阴。

【定位】在足第4趾末节外侧，距趾甲角0.1寸（见图3-51）。

【功效】清头明目，通经开窍。

【主治】①偏头痛，目赤肿痛，耳鸣耳聋，咽喉肿痛；②热病，多梦，失眠；③胸胁痛，足跗肿痛。

【配伍】配伍太冲、太溪、内关、太阳、风池、百会，治神经性头痛、高血压病、肋间神经痛、胸膜炎、急性传染性结膜炎、神经性耳聋等；配

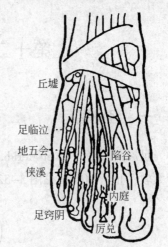

图3-51　足少阳胆经足部穴位示意图

伍阳陵泉、期门、支沟、太冲，治胆道疾患；配伍水沟、太冲、中冲、百会、风池，急救中风昏迷。

【操作】浅刺0.1~0.2寸，或点刺出血；可灸。

第十二节　足厥阴肝经

一、经脉循行

足厥阴肝经（Liver Meridian of Foot-Jueyin，LR.）起于足大趾毫毛部，出于大敦，止于期门（见图3-52）。

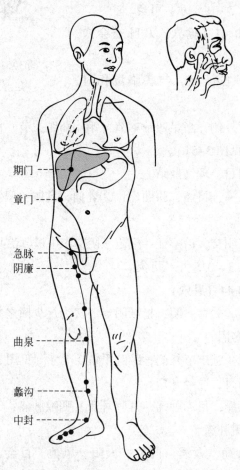

图3-52　足厥阴肝经循行示意图

1. 体表循行

足大趾毫毛部→足背内侧→内踝前 1 寸→小腿内侧前缘→内踝上 8 寸交出
足太阴之后→大腿内侧中间→环绕阴部→胃旁→肝→胆→横隔→喉咙→鼻咽部→
(鼻咽部) 目系→前额→巅顶

$$\downarrow \qquad\qquad\qquad\qquad\qquad\qquad\qquad\qquad \downarrow$$

$$横隔→肺$$

颊里→环绕唇内

2. 体内联系

阴器、胃、肝、胆、喉咙、鼻咽、目、脑、肺、唇。

二、主要病候

腰痛、胸满、呃逆、遗尿、小便不利、疝气、少腹肿等症。

三、主治概要

主治肝病、妇科、前阴病及经脉循行部位的其他病症（见表 3-12）。

表 3-12 足厥阴经主治规律

穴位	主治
大敦	妇科病、前阴病、下肢疾患、肝胆病 、疝气、昏迷
行间	妇科病、前阴病、下肢疾患、头面病、中风、面瘫、胁痛
太冲	妇科病、前阴病、下肢疾患、头面病、中风
蠡沟	妇科病、前阴病、下肢疾患、阴中痛、阳痿
曲泉	妇科病、前阴病、下肢疾患
章门	胃肠病、脾病、痞块
期门	胃肠病、肝病、乳痈

四、本经腧穴

本经腧穴主要分布于下肢内侧、腹部、胸部。

本经共有腧穴 14 个。重点穴：大敦、行间、太冲、蠡沟、曲泉、章门、
期门。

应掌握的解剖标志：趾甲角、第 1 及第 2 跖骨、胫骨前肌腱、胫骨内侧
髁、股骨内上髁、缝匠肌、耻骨联合、第 11 肋游离端、第 6 肋间隙等。

1. 大敦 LR 1（井穴）

【穴名释义】穴在足大趾外侧，其肉敦厚；又当厥阴之初，穴处脉气聚结

至厚，故而得名。

【定位】在足大趾末节外侧，距趾甲角0.1寸（见图3-53）。

【功效】理气调血，泄热解痉。

【主治】①经闭，崩漏，阴挺，疝气；②遗尿，癃闭；③癫痫。

【配伍】配伍内关、水沟，治癫、狂、痫和中风昏仆；配伍膻中、天突、间使，治梅核气。

【操作】浅刺0.1~0.2寸；或用三棱针点刺出血；可灸。

2. 行间 LR 2（荥穴）

【穴名释义】行，循行。穴在第1、2趾间缝纹端，因喻脉气行于两趾间而入本穴，故名行间。

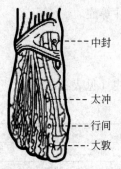

图3-53　中封、太冲、
行间、大敦穴

【定位】在足背侧，当第1、2趾间，趾蹼缘后方赤白肉际处（见图3-53）。

【功效】疏肝理气，清热镇惊。

【主治】①头痛，目赤肿痛，胸胁痛；②疝气，痛经，崩漏，带下，小便不利；③中风，癫痫，急惊风。

【配伍】配伍睛明，治青光眼、降眼压；配伍太冲、合谷、风池、百会，治肝火上炎、头痛、眩晕、衄血；配伍中脘、肝俞、胃俞，治肝气犯胃之胃痛；配中府、孔最，治肝火犯肺之干咳或咯血。

【操作】直刺0.5~0.8寸；可灸。

3. 太冲 LR 3（输穴；原穴）

【穴名释义】太，大也；冲，指冲盛。穴为肝经之原，当冲脉之别处。肝主藏血，冲为血海，肝与冲脉，气脉相应合而盛大，故名"太冲"。

【定位】在足背侧，当第1跖骨间隙的后方凹陷处（见图3-53）。

【功效】平肝息风，健脾化湿，疏肝解郁。

【主治】①头痛，目赤肿痛，咽喉干痛，眩晕；②胁肋痛，腹胀，呕逆，黄疸；③月经不调，疝气，小便不利；④癫狂痫证，小儿惊风，下肢痿痹。

【配伍】配伍大敦，治七疝；泻太冲、补太溪、复溜，治肝阳上亢之眩晕；配伍合谷，为开四关，又治四肢抽搐；配伍肝俞、膈俞、太溪、血海，治贫血、羸瘦；配伍间使、鸠尾、心俞、肝俞，治癫狂痫。

【操作】直刺0.5~1寸；可灸。

4. 曲泉 LR 8（合穴）

【穴名释义】曲，指屈曲；泉，喻穴处凹陷。穴当膝内侧横纹头上，方凹陷中，屈膝取之，故名"曲泉"。

【定位】在膝内侧，屈膝，当膝关节内侧面横纹端，股骨内侧髁的后缘，半腱肌、半膜肌止端的前缘凹陷处。

【功效】补益肝肾，清热利湿。

【主治】①膝膑肿痛，下肢痿痹；②月经不调，痛经，白带，阴挺，遗精，疝气，阳痿，小便不利。

【配伍】配伍丘墟、阳陵泉，治胆道疾患；配伍肝俞、肾俞、章门、商丘、太冲，治肝炎；配伍复溜、肾俞、肝俞，治肝肾阴虚之眩晕、翳障眼病；配伍支沟、阳陵泉，治心腹疼痛、乳房胀痛、疝痛；配伍归来、三阴交，治肝郁气滞之痛经、月经不调。

【操作】直刺 0.8～1 寸；可灸。

5. 章门 LR 13（脾之募穴；八会穴之脏会）

【穴名释义】章，彰盛之意；门，指出入要地。穴为脾之募穴，又为脏会，为脏气出入之门户，故名"章门"。

【定位】在侧腹部，当第 11 肋游离端的下方。

【功效】健脾和胃，利胆消胀。

【主治】①腹胀，肠鸣，泄泻，呕吐；②胁痛，黄疸，痞块。

【配伍】配伍足三里，治荨麻疹；配伍天枢、脾俞、中脘、足三里，治肝脾不和之腹胀、痞块、胁痛、泄泻、消瘦；配伍肾俞、肝俞、水道、京门、阴陵泉、三阴交、阳谷、气海，治肝硬化腹水、肾炎。

【操作】斜刺 0.5～0.8 寸，不可直刺、深刺，防止伤及肝、脾；可灸。

6. 期门 LR 14（肝之募穴）

【穴名释义】期，指周期；门，指出入要地。十二经气血之运行，始出于云门，终入于期门，如是循环无端，周而复始，穴当气血归入之门户，故名"期门"。

【定位】在胸部，当乳头直下，第 6 肋间隙，前正中线旁开 4 寸（见图 3-54）。

【功效】疏肝健脾，理气活血。

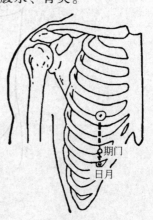

图 3-54　期门穴

【主治】① 胸胁胀痛，胸中热；②腹胀，呕吐，呃逆。

【配伍】配伍大敦，治疝气；配伍肝俞、公孙、中脘、太冲、内关，治肝胆疾患、胆囊炎、胆结石及肝气郁结之胁痛、食少、乳少、胃痛、呕吐、呃逆、食不化、泄泻等。

【操作】向外斜刺 0.5～0.8 寸，不宜直刺与深刺，防止伤及肝、脾、肺脏；可灸。

第十三节 任 脉

一、经脉循行

任脉（Ren Meridian，RN.）起于小腹内，下出会阴部，向上行于阴毛部，沿腹内向上经前正中线到达咽喉部，再向上环绕口唇，经面部入目眶下（图3-55）。

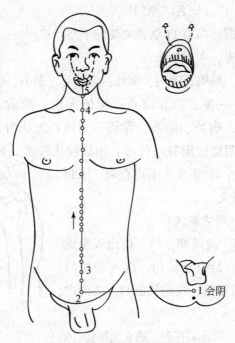

图 3-55 任脉循行示意图

二、主要病候

疝气、带下、腹中结块等。

三、主治概要

主治腹、胸、颈头面的局部病症及相应的内脏器官疾病。少数腧穴有强壮作用或可治神志病。

四、本经腧穴（9 穴）

1. 中极 RN 3（膀胱之募穴，任脉、足三阴经交会穴）

【穴名释义】中，指中点；极，指尽头处。穴当一身上下长度之中点，又当躯干尽头处，故名"中极"。

【定位】在下腹部，前正中线上，当脐中下 4 寸（见图 3-56）。

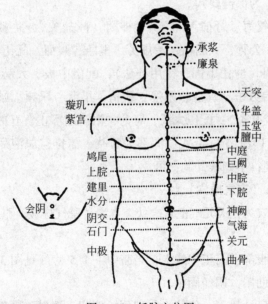

图 3-56　任脉穴位图

【功效】助阳利水，调经止带。

【主治】①癃闭，水肿，遗尿；②遗精，阳痿，疝气；③痛经，产后恶露不下，阴挺，月经不调，带下。

【配伍】配大赫、肾俞、阴交、三阴交、次髎，治阳痿、早泄、遗精、白浊、月经不调、痛经崩漏、产后恶露不止、胞衣不下、阴挺等病症（肾气虚型）；配伍阴谷、气海、肾俞，治遗溺不止；配伍大敦、关元、三阴交，治疝气偏坠；配伍水分、三焦俞、三阴交、气海、委阳，治水肿；中极透曲骨，配伍三阴交、地机，治产后、术后尿潴留；中极透曲骨，配伍气海、膻中、足三里，治尿潴留（老年人气虚）。

【操作】直刺 1～1.5 寸；穴位深部为膀胱，需排空尿液后再行针刺；癃闭者用斜刺或平刺；孕妇禁针刺；可灸。

2. 关元 RN 4（小肠之募穴，任脉、足三阴经交会穴）

【穴名释义】穴在脐下 3 寸，为人身元阴、元阳关藏之处，故名"关元"。

【定位】在下腹部，前正中线上，当脐中下 3 寸（见图 3-56）。

【功效】培元固本，补益下焦。

【主治】①遗精，阳痿，早泄，遗尿，小便频数，尿闭；②痛经，黄白带下，月经不调，不孕；③腹痛，泄泻；④中风虚脱，虚劳羸瘦无力。此穴为全身强壮穴之一，为保健要穴。

【配伍】配伍气海、肾俞（重灸）、神阙（隔盐灸），急救中风脱证；配伍足三里、脾俞、公孙、大肠俞，治虚劳、里急、腹痛；配伍三阴交、血海、中极，治月经不调（冲任不固，针用补法）；配伍中极、大赫、肾俞、次髎、命门、三阴交，治男子不育症、阳痿、遗精、早泄、尿频、尿闭、遗尿（肾阳虚衰、针补法或艾灸）；配伍太溪、肾俞，治泻痢不止、五更泄。

【操作】直刺 1～1.5 寸；穴位深部为膀胱，需排空尿液后再行针刺；癃闭者用斜刺或平刺；孕妇禁针刺；可灸。

3. 气海 RN 6（肓之原穴）

【穴名释义】穴为先天元气汇聚之处，主治"脏气虚惫，真气不足"，故名"气海"。

【定位】在下腹部，前正中线上，当脐中下 1.5 寸（见图 3-56）。

【功效】益气助阳，调经固精。

【主治】①腹痛，泄泻，便秘；②遗尿，癃闭，遗精，滑精，阳痿；③崩漏，带下，月经不调，阴挺，产后恶露不止；④中风虚脱，真气不足，肌体羸瘦无力。具有强身健体作用，为保健要穴之一。

【配伍】配伍三阴交，治白浊、遗精；配伍关元，治产后恶露不止；配伍灸关元、膏肓、足三里，治喘息短气（元气虚惫）；配伍关元、命门（重灸）、神阙（隔盐灸），急救中风脱证；配伍足三里、脾俞、胃俞、天枢、上巨虚，治胃腹胀痛、呃逆、呕吐、水谷不化、大便不通、泻痢不止（脾气虚弱）；配伍足三里、合谷、百会，治胃下垂、子宫下垂、脱肛。

【操作】直刺 1 ~ 1.5 寸，宜用灸法；孕妇慎用。

4. 神阙 RN 8

【穴名释义】阙，意谓宫门。穴当脐中，胎儿赖此从母体获取营养而具形神，喻为元神之阙门，故名"神阙"。

【定位】在腹中部，脐中央（见图 3-56）。

【功效】回阳救逆，利水固脱。

【主治】①久泻，脱肛，腹胀，绕脐腹痛；②中风虚脱，四肢厥冷。

【配伍】配伍三阴交，治五淋；配伍公孙、水分、天枢、足三里，治泻痢便秘、绕脐腹痛（脾肾不和）；配伍长强、气海、关元，治脱肛、小便不禁、肾虚不孕症；神阙（隔盐灸）配伍关元、气海（重灸），治中风脱证。

【操作】禁针刺；宜用隔盐灸，或艾条灸；孕妇慎用。

5. 中脘 RN 12（胃之募穴；八会穴之腑会）

【穴名释义】脘，胃府也。穴在脐上四寸，当胃之中部，故名"中脘"。

【定位】在上腹部，前正中线上，当脐中上 4 寸。前正中线，胸剑联合与脐中连线中点取穴（见图 3-56）。

【功效】健脾和胃，温中化湿。

【主治】①胃痛，腹痛，腹胀，肠鸣泄泻，反胃，呕逆，食不化，纳呆，疳积；②咳喘痰多，失眠，脏躁，癫痫。

【配伍】配伍百会、足三里、神门，治失眠、脏躁；配伍膻中、天突、丰隆，治哮喘；配伍梁丘、下巨虚，治急性胃肠炎；配伍肝俞、太冲、三阴交、公孙，治疗胃十二指肠球部溃疡；配伍上脘、梁门（电针 20 分钟），治胆道蛔虫症；配伍阳池、胞门、子户（针灸并用），治腰痛、痛经、月经不调（子宫不正）；配伍气海、足三里、内关、百会，治胃下垂。

【操作】直刺 1 ~ 1.5 寸；可灸。

6. 膻中 RN 17（心包之募穴；八会穴之气会）

【穴名释义】膻中，指胸腔中央。穴为心包所在之处，喻为心主之宫城也，故名"膻中"。

【定位】在胸部，当前正中线上，平第 4 肋间，两乳头连线的中点（见图 3-56）。

【功效】理气活血，宽胸利膈。

【主治】①咳嗽，气喘，气短；②心胸痛，心悸，心烦；③噎膈，呃逆，呕吐。

【配伍】配伍曲池、合谷（泻法），治急性乳腺炎；配伍内关、三阴交、巨阙、心平、足三里，治冠心病、急性心肌梗死；配伍中脘、气海，治呕吐反胃；配伍天突，治哮喘；配伍乳根、合谷、三阴交、少泽，灸膻中，治产后缺乳；配伍肺俞、丰隆、内关，治咳嗽痰喘；配伍厥阴俞、内关，治心悸、心烦、心痛。

【操作】向下平刺 0.3~0.5 寸；可灸。

7. 天突 RN 22

【穴名释义】突，指突出。穴在胸骨上窝正中，喉结下 2 寸处，内当肺系。因肺气通于天，喉结高而突出，故名"天突"。

【定位】在颈部，当前正中线上，胸骨上窝中央（见图 3-56）。

【功效】宣通肺气，消痰止咳。

【主治】①咳嗽气喘，暴喑，咽喉肿痛；②呃逆，噎膈。

【配伍】配伍定喘穴、鱼际，治哮喘、咳嗽；配伍膻中、列缺，治外感咳嗽；配伍内关、中脘，治呃逆；配伍廉泉、涌泉，治暴喑；配伍丰隆，治梅核气；配伍少商、天容，治咽喉肿痛；配伍气舍、合谷，治地方性甲状腺肿大。

【操作】先直刺约 0.2 寸，当针尖超过胸骨柄内缘后，即将针尖转向下，沿胸骨柄后缘，气管前缘缓慢向下刺入 0.5~1 寸，一般不留针；可灸。（注意：不可深刺，不可向左或向右斜刺，反之则伤及肺造成气胸。）

8. 廉泉 RN 23

【穴名释义】廉，清也。穴在喉结上，舌本下。因喻舌下腺体所出之津液犹如清泉，故名"廉泉"。

【定位】在颈部，当前正中线上，喉结上方，舌骨上缘凹陷处（见图 3-56）。

【功效】通利咽喉，舒舌理气。

【主治】舌下肿痛，舌强不语，中风失语，暴喑，吞咽困难，喉痹。

【配伍】配伍金津、玉液、天突、少商，治舌强不语、舌下肿痛、舌缓流涎、暴喑。

【操作】针尖向咽喉部刺入 0.5~0.8 寸；可灸。

9. 承浆 RN 24

【穴名释义】承，指承接；浆，指口中浆液。因喻此穴与口中浆液处正相承接，故而得名。

【定位】在面部，当颏唇沟的正中凹陷处（见图3-56）。

【功效】生津敛液，舒筋活络。

【主治】①口㖞，唇紧，流涎，齿龋，齿龈肿痛，口舌生疮；②消渴，癫狂，痫证。

【配伍】配伍委中，治龋血不止；配风府，治头项强痛、牙痛。

【操作】斜刺0.3~0.5寸，亦可向左右透刺夹承浆穴；可灸。

第十四节　督　　脉

一、经脉循行

督脉（Du Meridian，DU.）起于小腹内，下出于会阴部，向后行于脊柱的内部，上达项后风府，进入脑内，上行巅顶，沿前额下行鼻柱，止于上唇内龈交穴（图3-57）。

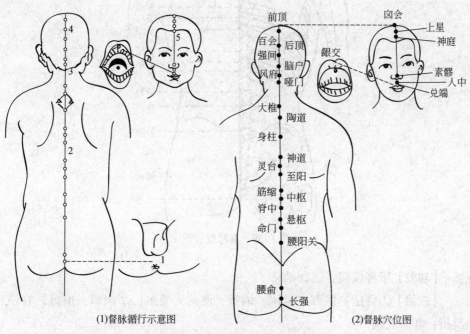

(1)督脉循行示意图　　　　　　　　　(2)督脉穴位图

图3-57　督脉循行及腧穴示意图

二、主要病候

脊柱强痛、角弓反张等症。

三、主治概要

主治神志病，热病，腰骶、背、头、项局部病症及相应的内脏疾病。

四、本经腧穴（28 穴）

1. 长强 DU 1（络穴）

【穴名释义】督脉为诸阳脉之长，其气强盛，故名"长强"。

【定位】在尾骨端下，当尾骨端与肛门连线的中点处（见图3-58）。

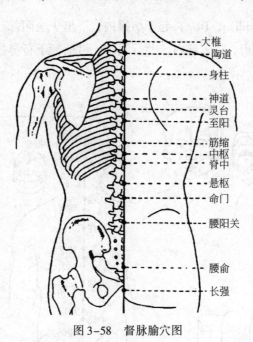

图3-58　督脉腧穴图

【功效】宁神镇痉，通便消痔。

【主治】①痔疮，脱肛，泄泻，痢疾，便秘，便血；②癫痫，瘈疭，脊强反折；③腰骶痛。

【配伍】配伍二白、阴陵泉、上巨虚、三阴交，治痔疮（湿热下注型）；配伍二白、百会（灸），治脱肛、痔疮。

【操作】针尖向上与骶骨平行刺入 0.5 ~1 寸，不得刺穿直肠，以防感染；不灸。

2. 腰阳关 DU 3

【穴名释义】穴属督脉，督脉为阳脉之海，穴处阳气之关要处，故名"腰阳关"。

【定位】在腰部，当后正中线上，第 4 腰椎棘突下凹陷中（见图 3-58）。（注：两髂棘最高连线的中点下方凹陷处。）

【功效】补益阳气，强壮腰肾。

【主治】①腰骶痛，下肢痿痹；②月经不调，赤白带下，遗精，阳痿。

【配伍】补腰阳关、肾俞、次髎，泻委中，治腰脊痛、四肢厥冷、小便频数；配伍腰夹脊、秩边、承山、飞扬，治坐骨神经痛、腰腿痛；配伍膀胱俞、三阴交，治遗尿、尿频。

【操作】直刺 0.5 ~1 寸；宜灸。

3. 命门 DU 4

【穴名释义】命，生命；门，门户。穴在两肾俞之间，当肾间动气处，为元气之根本，故名"命门"。

【定位】在腰部，当后正中线上，第 2 腰椎棘突下凹陷中（图 3-58）。

【功效】补肾壮阳，舒筋活络。

【主治】①虚损腰痛，头晕，耳鸣；②遗精，阳痿，早泄，带下，不孕，月经不调；③遗尿，尿频，五更泄；④癫痫，惊恐。

【配伍】配伍肾俞、太溪，治遗精、早泄、腰脊酸楚、足膝无力、遗尿、癃闭、水肿、头昏耳鸣等肾阳亏虚之证；配伍百会、筋缩、腰阳关，治破伤风抽搐；灸命门、隔盐灸神阙，治中风脱证；配伍关元、肾俞、神阙（艾灸），治五更泄；补命门、肾俞、三阴交，治肾虚腰痛；泻命门、阿是穴、委中、腰夹脊穴，治腰扭伤痛和肥大性脊柱炎；配伍十七椎、三阴交，治痛经（寒湿凝滞型）（艾灸）；配伍大肠俞、膀胱俞、阿是穴（灸），治寒湿痹腰痛。

【操作】直刺或微向上斜刺 0.5 ~1 寸；宜灸。

4. 至阳 DU 9

【穴名释义】至，达也，又极也。穴在第 7 椎下，两膈俞之间，横隔一下为阳中之阴，横隔以上为阳中之阳，故名"至阳"。

【定位】在背部，当后正中线上，第 7 胸椎棘突下凹陷中（见图 3-58）。

【功效】利胆退黄，宽胸理气。

【主治】①黄疸，胸胁胀痛，身热；②腹痛，脊背强痛；③咳嗽，气喘。

【配伍】配伍曲池、阳陵泉、脾俞，治黄疸；配伍天枢、大肠俞，治腹胀、肠鸣、泄泻；配伍内关、神门，治心悸、心痛。

【操作】向上斜刺0.5~1寸；可灸。

5. 大椎 DU 14（督脉、手足三阳经交会穴）

【穴名释义】穴在第1椎上方凹陷处，因其椎最大，故名"大椎"。

【定位】在后正中线上，第7颈椎棘突下凹陷中（见图3-58）。

【功效】清热解表，截疟止痛。

【主治】①感冒，畏寒，热病，午后潮热，疟疾；②颈背强痛，颈肩疼痛；③癫狂，小儿惊风。

【配伍】配伍肺俞，治虚损、盗汗、劳热；配伍间使、乳根，治脾虚发疟；配伍四花穴，治百日咳（双膈俞、双胆俞）；配伍曲池，预防流脑；配伍合谷，治白细胞减少；配伍足三里、命门，提高机体免疫力；配伍大椎、定喘、孔最，治哮喘；配伍曲池、合谷，泄热；配伍腰奇、间使，治癫痫。

【操作】斜刺0.5~1寸；宜灸。

6. 哑门 DU 15（督脉、阳维脉交会穴）

【穴名释义】哑，指暗哑。因本穴为治哑要穴，故名"哑门"。

【定位】在项部，当后发际正中直上0.5寸，第1颈椎下（见图3-59）。

【功效】开暗通窍，清心宁神。

【主治】①舌强不语，暴暗，中风痴呆；②项强痛；③癫痫。

【配伍】泻哑门、听会、外关（或中渚）、丘墟，治高热或疟疾所致之耳聋；配伍人中、廉泉，治舌强不语、暴暗、咽喉炎；配伍百会、人中、丰隆、后溪，治癫狂、癫痫；配伍风池、风府，治中风失语、不省人事；配伍劳宫、三阴交、涌泉等九穴为回阳九针，可以开窍醒神，治昏厥；配伍脑户、百会、风池、太溪、昆仑、肾俞，治大脑发育不全；配伍哑门、肾俞、太溪，治疗贫血。

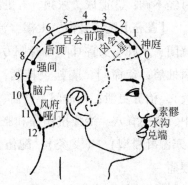

图3-59 督脉头部穴位示意图

【操作】伏案正坐位，使头微前倾，项肌放松，向下颌方向缓慢刺入0.5~1

寸，禁深刺，禁向上刺，若刺伤延髓有生命危险；可灸。

7. 风府 DU 16（督脉、阳维脉交会穴）

【穴名释义】府，聚也。穴为风邪聚结之处，主治一切风邪，故名"风府"。

【定位】在项部，当后发际正中直上1寸，枕外隆凸直下，两侧斜方肌之间凹陷中（见图3-59）。

【功效】醒神清脑，息风开窍。

【主治】①本穴为祛风要穴之一，治疗内中风及外风所致之病均可选用；②癫痫，狂病，癔病；③舌强不语，失音，咽喉肿痛；④头痛，头晕，颈项强急。

【配伍】配伍昆仑，治癫狂、多言；配伍二间、迎香，治衄衊；配伍金津、玉液、廉泉，治舌强难言。

【操作】伏案正坐，使头微前倾，项肌放松，向下颌方向缓慢刺入0.5～1寸；针尖不可深刺，防刺入枕骨大孔，伤及延髓，有生命危险；可灸。

8. 百会 DU 20（督脉、足太阳经交会穴）

【穴名释义】头为诸阳之会，穴为手足三阳、督脉、厥阴交会之处，百病皆治，故名"百会"。

【定位】在头部，当前发际正中直上5寸（或两耳尖连线的中点处）（见图3-59）。

【功效】苏厥开窍，升阳固脱。

【主治】①头痛，眩晕，昏厥，中风不语，半身不遂，虚脱；②癫，狂，痫，癔病，小儿慢惊风，惊悸，健忘；③脱肛，阴挺，久泄不止，胃、肾下垂。

【配伍】配伍天窗，治中风失音不能言语；配伍百会、长强、大肠俞，治小儿脱肛；配伍百会、人中、合谷、间使、气海、关元，治尸厥、卒中、气脱；配伍天枢，治头风；针刺百会，配伍耳穴的神门埋揿针戒烟；配伍养老、百会、风池、足临泣，治梅尼埃病；针百会透曲鬓、天柱，治脑血管痉挛、偏头痛；配伍百会、水沟、足三里，治低血压；配伍百会、水沟、京骨，治癫痫大发作；配伍百会、肾俞（回旋灸），主治炎症。

【操作】向后或向前平刺0.5～1寸；宜灸。

9. 上星 DU 23

【穴名释义】本穴功能开光名目，如星之居上，故名"上星"。

【定位】在头部，当前发际正中直上1寸（见图3-59）。

【功效】息风清热，宁神通鼻。

【主治】①头痛，眩晕，癫，狂，痫，小儿惊风；②目赤肿痛，迎风流泪，鼻疾；③疟疾，热性病。

【配伍】配伍合谷、太冲，治头目痛；配伍丘墟、陷谷，治疟疾；配伍大椎，治鼻中息肉、面赤肿、口鼻出血不止；配伍水沟，治癫狂；配伍印堂、素髎、百会、迎香、合谷、曲池、列缺、支沟，治酒渣鼻。

【操作】平刺0.5~0.8寸；可灸。

10. 素髎 DU 25

【穴名释义】素，指白色。穴在鼻尖正中，肺开窍于鼻，其色白，故而得名。

【定位】在面部，当鼻尖的正中央（见图3-59）。

【功效】宣通鼻窍，复苏厥逆。

【主治】①急救穴之一，多用治惊厥、昏迷、虚脱；②鼻流清涕，鼻塞。

【配伍】配伍百会、足三里，治低血压休克；配伍迎香、合谷，治鼻渊。

【操作】向上斜刺0.3~0.5寸，或点刺出血；亦可用拇指指甲掐压急救；不灸。

11. 水沟 DU 26（督脉、手足阳明经交会穴）

【穴名释义】穴在鼻柱下人中，犹如涕水之沟渠，故名"水沟"。

【定位】在面部，当人中沟的上1/3与中1/3交点处（见图3-59）。

【功效】醒神开窍，清热息风。

【主治】①惊厥，昏迷，晕针，癫狂痫，抽搐，癔病；②急性腰扭伤，口㖞，齿痛，鼻塞。

【配伍】配伍百会、十宣、涌泉，治昏迷急救。中暑，加委中、尺泽；溺水窒息，加会阴；癫狂，加内关；癔病发作，加合谷透劳宫；配伍上星、风府，治鼻流清涕；配伍委中（泻法），治急性腰扭伤；配伍三阴交、血海，治月经不调、崩漏。

【操作】向上斜刺0.3~0.5寸，或用指甲掐按；不灸。

第十五节 经外奇穴

一、头颈部穴（Points of Head and Neck，EX-HN.）

1. 四神聪（EX-HN1）

【定位】正坐位，在头顶部，当百会前后左右各1寸处，共4个穴位（见图3-60）。

【主治】头脑、神志病。

【操作】平刺0.5~0.8寸。

2. 印堂（EX-HN3）

【定位】正坐仰靠或仰卧，于两眉头连线的中点，对准鼻尖处取穴（见图3-61）。

【主治】头痛，头晕，鼻渊，鼻衄，目赤肿痛，重舌，呕吐，产妇血晕，子痫，急、慢惊风，不寐，颜面疔疮及三叉神经痛。

【临床应用】头痛，眩晕，神经衰弱，鼻炎，小儿惊风。

【操作】向下平刺0.3~0.5寸。

3. 鱼腰（EX-HN4）

【定位】正坐或仰卧位。在额部，瞳孔直上，眉毛中（见图3-61）。

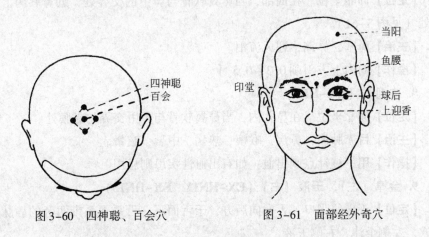

图3-60 四神聪、百会穴　　　　图3-61 面部经外奇穴

【主治】眉棱骨痛，目赤肿痛，眼睑下垂。

【操作】平刺0.3～0.5寸。

4. 太阳（EX-HN5）

【定位】正坐或侧伏，于眉梢与目外眦连线中点外开1寸的凹陷处取穴。

【主治】偏正头痛，目赤肿痛，目眩，目涩，口眼歪斜，牙痛，三叉神经痛。

【临床应用】头痛，牙痛，面瘫，外眼炎症。

【操作】直刺或斜刺0.3～0.5寸。

5. 耳尖（EX-HN6）

【定位】正坐或侧伏坐位。在耳郭的上方，当折耳向前，耳郭上方的尖端处。

【主治】①头面五官炎症：目赤肿痛，麦粒肿，目翳，咽喉肿痛；②高血压，偏正头痛。

【操作】直刺0.1～0.2寸；或用三棱针点刺出血。

6. 球后（EX-HN7）

【定位】 仰靠坐位。在面部，当眶下缘外1/4与内3/4交界处（见图3-61）。

【主治】目疾。

【操作】轻推眼球向上，沿眶缘缓慢直刺0.5～1.0寸，不作大幅度提插，捻转。

7. 上迎香（EX-HN8）

【定位】仰靠坐位。在面部，当鼻翼软骨与鼻甲的交界处，近鼻唇沟上端尽处（见图3-61）。

【主治】鼻塞，鼻渊，迎风流泪。

【操作】向内上方斜刺0.3～0.5寸。

8. 内迎香（EX-HN9）

【定位】仰靠坐位。在鼻孔内，当鼻翼软骨与鼻甲交界的黏膜处。

【主治】目赤肿痛，鼻疾，喉痹；热病，中暑，眩晕。

【操作】用三棱针点刺出血；如有出血性疾患则忌用。

9. 金津（左）、玉液（右）（EX-HN12，EX-HN13）

【定位】正坐位张口，舌卷向后方，于舌面下，舌系下系带两旁的静脉上取穴。左侧金津，右侧玉液。

【主治】①口疮，舌强，舌肿；②呕吐，消渴。

【操作】点刺出血。

10. 翳明（EX-HN 14）

【定位】正坐位，头略前倾。在项部，当翳风后1寸。

【主治】目疾，耳鸣，失眠，头痛。

【操作】直刺0.5~1.0寸。

二、腹部穴（Points of Chest and Abdomen，EX-CA.）

子宫（EX-CA1）

【定位】仰卧位。在下腹部，当脐中下4寸，中极旁开3寸。

【主治】妇科病，如子宫脱垂、月经不调、痛经、不孕症。

【操作】直刺0.8~1.2寸。

三、背部穴（Points of Back，EX-B.）

1. 定喘（EX-B1）

【定位】俯伏或卧位。在背部，第7颈椎棘突下，旁开0.5寸。

【主治】①哮喘，咳嗽；②项强，肩背痛，上肢疼痛不举。

【操作】直刺或针尖向内斜刺0.5~1.0寸。

2. 夹脊（EX-B2）

【定位】俯伏或伏卧位。在背腰部，当第1胸椎至第5腰椎棘突下两侧，后正中线旁开0.5寸，一侧17个穴位，左右共34穴。

【主治】①胸1~5夹脊：心肺、胸及上肢疾病；②胸6~12夹脊：胃肠、脾、肝、胆疾病；③腰1~5夹脊：腰、骶、小腹及下肢疾病。

【操作】稍向内斜刺0.5~1.0寸，待有麻胀感即停止进针，严格掌握进针的角度和深度，防止损伤内脏或引起气胸。

3. 腰眼（EX-B7）

【定位】伏卧位。在腰部，位于第4腰椎棘突下，旁开约3.5寸凹陷中。

【主治】①腰痛；②尿频，遗尿，月经不调，带下。

【操作】直刺0.5~1.0寸。

4. 十七椎（EX-B8）

【定位】伏卧位。在腰部，当后正中线上，第5腰椎棘突下（见图3-62）。

【主治】①腰腿痛，下肢瘫痪；②痛经，崩漏，月经不调，遗尿。

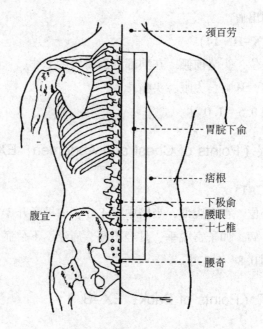

图 3-62　经外穴（背部）

【操作】直刺 0.5~1.0 寸。

四、上肢穴（Points of Upper Extremities，EX-UE.）

1. 二白（EX-UE2）

【定位】伸腕仰掌。在前臂掌侧，腕横纹上 4 寸，桡侧腕屈肌腱的两侧，一侧 2 个穴位，左右两臂共 4 穴。

【主治】①前臂痛，胸胁痛；②脱肛，痔疮。

【操作】直刺 0.5~0.8 寸。

2. 外劳宫（EX-UE8）

【定位】伏掌。在手背侧，当第 2、3 掌骨之间，掌指关节后 0.5 寸（见图 3-63）。

【主治】①落枕，偏头痛；②手指屈伸不利，手指麻木。

【操作】直刺 0.3~0.5 寸。

3. 八邪（EX-UE9）

【定位】微握拳，在手背侧，第 1 至 5 指间，指蹼缘后方赤白肉际处，左右共 8 个穴位。

【主治】①烦热，目痛；②手指麻木，手指拘挛，手背红肿，毒蛇咬伤。

【操作】向下斜刺0.5~0.8寸；或用三棱针点刺出血。

五、下肢穴（Points of Lower Extremities，EX-LE.）

1. 鹤顶（EX-LE 2）

【定位】膝上部，髌底的中点上方凹陷处（见图3-64）。

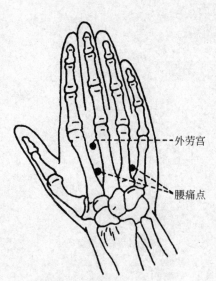

图3-63　腰痛点、外劳宫穴

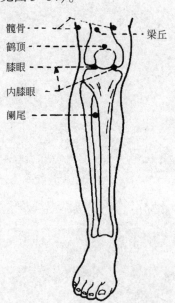

图3-64　下肢部分穴位示意图

【主治】①膝痛，足胫无力，瘫痪；②鹤膝风。

【操作】直刺0.5~0.8寸。

2. 百虫窝（EX-LE 3）

【定位】正坐屈膝或仰卧位。在大腿内侧，髌底内侧端上3寸，即血海穴上1寸。

【主治】①蛔虫病；②风疹，皮肤瘙痒，湿疹等。

【操作】直刺0.8~1.2寸。

3. 膝眼（EX-LE 5）

【定位】屈膝，在髌韧带两侧凹陷处，在内侧的称内膝眼，在外侧的称外膝眼（见图3-64）。

【主治】膝肿痛，脚气。

【操作】向膝外侧斜刺0.5~1.0寸。

4. 八风（EX-LE 10）

【定位】正坐或仰卧位。在足背侧，第1至5趾间，趾蹼缘后方赤白肉际处，一侧4穴，左右共8个穴位。

【主治】脚气，趾痛，足背肿痛，毒蛇咬伤。

【操作】向上斜刺0.5~0.8寸；或用三棱针点刺出血。

第四章 刺灸方法

刺灸法主要阐述刺法、灸法的基本知识及其具体操作技术，为针灸临床必须掌握的技能。

刺法，古称"砭刺"，是由砭石刺病发展而来，后来又称"针法"。目前其含义已经非常广泛，即指使用不同的针具或非针具，通过一定的手法或方式刺激机体的一定部位（或腧穴），以防治疾病的操作方法。

灸法，古称"灸焫"，又称"艾灸"，是指用艾火治病的方法。广义的灸法既是指采用艾绒等为主烧灼、熏熨体表的方法，又可包括一些非火源的外治疗法。

刺法和灸法均是通过刺激人体的一定部位（或腧穴），起到疏通经络、行气活血、协调脏腑阴阳等作用，从而达到扶正祛邪、治疗疾病的目的。

第一节 刺　　法

一、针具

刺法的工具和其他生产工具一样，随着社会经济文化的发展而不断改进。早在《山海经》里就有好的玉石可以为砭针的记载，继而在《黄帝内经》中又有九针的记载。从文献记载来看，砭石只用于排脓刺血，而金属九针则具有九种不同的形状，在操作上有深刺、浅刺和按摩的不同用法，其治疗应用范围，亦远比砭石广泛。

近代应用的针具，是从九针应用基础上演变改进而来，现将常用针具分述如下。

（一）毫针

毫针是用不锈钢制作而成的，是临床应用最广泛的一种针具。不锈钢毫针，具有较高的强度和韧性，针体挺直滑利，能耐高热、防锈，不易被化学物品腐蚀，故目前被临床广泛应用。

1. 毫针的构造

毫针可分为针尖、针身、针根、针柄、针尾5部分（见图4-1）。

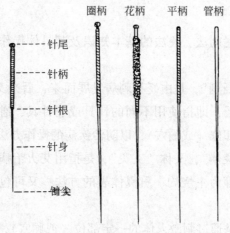

图 4-1　毫针构造图

针尖是针身的尖端锋锐部分，亦称针芒，是刺入腧穴肌肤的关键部位；针身是针尖至针柄间的主体部分，也称针体，是毫针刺入腧穴相应深度的主要部分；针根是针身与针柄相连接的部位，是观察针身刺入穴位深度和提插幅度的外部标志；针柄是金属丝缠绕呈螺旋状，为针根至针尾的部分，是医者持针、运针的操作部位，也是温针灸法装置艾绒之处；针尾是针柄的末端部分，亦称针顶。

2. 毫针的规格

毫针的规格，一般临床是以粗细为 28~30 号（0.32~0.38mm）和长短为 1~3 寸（25~75mm）者最为常用（见表4-1，表4-2）。

表 4-1　毫针粗细规格表

号数	26	27	28	29	30	31	32
直径/mm	0.45	0.42	0.38	0.34	0.32	0.30	0.28

表 4-2　毫针长短规格表

旧规格/inch			$\frac{1}{2}$	1	$1\frac{1}{2}$	2	$2\frac{1}{2}$	3	4	5	6
新规格 /mm	针身长度		15	25	40	50	65	75	100	125	150
	针柄 长度	长柄	25	35	40	40	40	40	55	55	55
		中柄	—	30	35	35	—	—	—	—	—
		短柄	20	25	25	30	30	30	40	40	40

注：新规格的单位为 mm（旧规格为 inch）

短毫针主要用于耳穴和浅在部位的腧穴作浅刺之用，长毫针多用于肌肉丰厚部位的腧穴作深刺和某些腧穴作横向透刺之用。

3. 毫针的检查

毫针是治病的工具，在使用前，要对毫针进行检查，以免影响进针和治疗效果。检查时要注意：针尖要端正不偏，无毛钩，光洁度高，圆而不钝，锐利适度；针身要光滑挺直，坚韧而富有弹性；针根要牢固，无锈蚀、伤痕；针柄金属丝要缠绕均匀，长短、粗细要适中，便于持针、运针和减轻病患的痛苦。

4. 毫针的保养

保养针具是为防止针尖受损、针身弯曲或生锈、污染等，因此对针具应当妥善保存。保存针具的器具有针盒、针管和针夹等。

若用针盒或针夹，可多垫几层消毒纱布，将消毒后的针具按照毫针的长短，分别置于或插在消毒纱布上，再用消毒纱布覆盖，以免污染，然后将针盒或针夹盖好备用。若用针管，应在针管至针尖的一端，盖上干棉球（以防针尖损坏而出现钩曲），然后再将针置入盖好，高压消毒后备用。

（二）三棱针

三棱针是专用于点刺放血的工具，大多以不锈钢制成，起源于古代锋针。三棱针长度约 2 寸，针柄为圆柱形，针身呈三角形，针尖锋利。

（三）皮肤针

皮肤针是一种浅刺皮肤的工具，起源于古代"毛刺"。它的构造，是在一个如莲蓬的针体上装嵌小针，或者将小针集束安装在针柄的一端，以小针的多少而有不同的名称，如装 5 枚的称"梅花针"，装 7 枚的称"七星针"。虽然样式有差异，但治疗作用相同。

(四) 皮内针

皮内针是浅刺留针的小型针具，系取法于古代"半刺"，多为不锈钢及金、银合金等所制成。它的构造有两种样式：一种形状如图钉，使用时垂直嵌入皮内固定留针；另一种针柄呈麦粒形，专用于皮内横刺埋藏。

二、毫针刺法

(一) 毫针练针与选择

1. 练针

在针刺施术时，必须要有良好的指力和熟练的手法才能得心应手。良好的指力是掌握针刺手法的基础，熟练的手法是运用针刺治病的条件。指力和手法必须常练，达到熟练程度后，可使进针顺利、减少疼痛、病患乐于接受，取得良好的临床疗效。

毫针练针法，一般分三步进行：纸垫练针法（见图4-2）、棉团练针法（见图4-3）、自身试针。

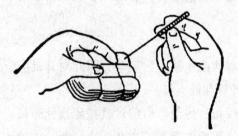　　　　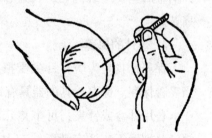

图4-2　纸垫练针法　　　　　　图4-3　棉团练针法

通过手法练习，如果达到进针顺利，提插捻转自如，指力均匀手法熟练，就可在自己身上进行试针，亦可学员之间相互试针。试针时先选择肌肉丰厚的四肢穴位，注意体会进针时皮肤的韧性和用力的大小，体会手法与针感的关系及不同部位腧穴的不同针感反应。要求能逐渐做到进针无痛或微痛，针身不弯，刺入顺利，行针自如，指力均匀，手法熟练。

2. 针具的选择

针具在使用前必须加以选择，针身要挺直、光滑、坚韧而如有弹性。凡针身有剥蚀、锈痕及弯曲的，均不能使用，以防断针；针尖要圆而不锐，太锐则易弯曲，进针捻转时产生疼痛；针柄不宜过短，要与针身相称，同时针柄金属丝缠绕必须牢紧，否则捻转时不易着力。

（二）体位的选择

在接受针刺治疗时患者体位是否合适，对于正确取穴、针刺操作、持久留针和防止针刺意外都有重要意义。选择体位应该以医生能正确取穴，操作方便，患者感到舒适自然，并能持久留针为原则。临床常用体位有以下几种：

1. 卧位

（1）仰卧位　适用于前身部的腧穴。仰卧位舒适自然，不易疲劳，宜于持久，是临床上最常选的体位（见图4-4）。

（2）俯卧位　适用于取后身部的腧穴（见图4-5）。

（3）侧卧位　适用于取侧身部的腧穴（见图4-6）。

2. 坐位

（1）仰靠坐位　适用于取头面、颈部、胸部及上肢腧穴（见图4-7）。

（2）俯伏坐位　适用于取头顶、后头、肩背部的腧穴（见图4-8）。

（3）侧伏坐位　适用于取侧头部、耳部、颈项部的腧穴（图4-9）。

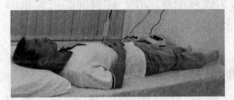

图4-4　仰卧位

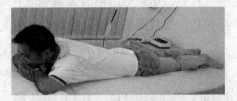

图4-5　俯卧位

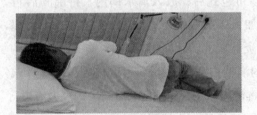

图4-6　侧卧位

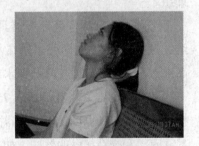

图4-7　仰靠坐位

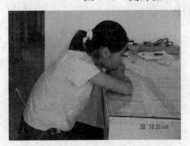

图4-8　俯伏坐位

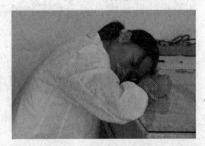

图4-9　侧伏坐位

选择体位时应着重注意以下几点：

①尽可能采取卧位。

②针刺部位要充分暴露，并使局部肌肉放松。

③体位选定后，要求患者不要随意改变或移动。

④在可能的条件下，尽量采取一种能暴露针刺处方所选穴位的体位。

（三）定穴与消毒

1. 定穴

定穴可根据处方选穴的要求，按照腧穴的定位方法，逐穴进行定取。揣穴是用手指在已定穴处按压、揣摸，以探求病人的感觉反应，找出具有指感的准确穴位。定准腧穴位置，还应以指甲在上切掐一个"十"字形指痕，作为进针的标志。

2. 消毒

针刺治疗要有严格的无菌观念，切实做好消毒工作。针刺前的消毒范围应包括：针具器械、医者的双手、病人的施术部位、治疗室内等。

（1）针具器械的消毒

①高压蒸气灭菌法　将针具用纱布包好，放在高压蒸气锅内，在98～147kPa 的压力，115～123℃ 的高温下，保持 30 分钟以上。此法消毒最为理想。

②煮沸消毒　将毫针等器具用纱布包扎后，放入清水锅内，待沸腾后再继续煮 15 分钟左右即可。如在水中加入碳酸氢纳使之成为 2% 溶液，可以提高沸点至 120℃，且有降低沸水对针灸器械的腐蚀作用。

③药物消毒　将针具放入 75% 的酒精内浸泡 30 分钟，取出后用消毒纱布擦干即可使用。也可置于一般器械消毒液内，按规定浓度和时间进行浸泡消毒。

直接和毫针接触的器械，如针盘、镊子等也应消毒。已消毒的针具必须放在消毒的针盘内，盖上盘盖。消毒毫针只能使用一次，一针一穴，不能重复使用。

（2）医者手指消毒

在针刺前，用肥皂水洗刷干净，再用 75% 酒精棉球或 0.5% 碘伏棉球涂擦后，方可持针操作。

（3）施术部位的消毒

用 75% 酒精棉球，或 0.5% 碘伏棉球擦拭消毒；也可先用 2% 碘酊涂擦，稍干后再用75%酒精棉球脱碘。擦拭时应从穴位中心向外周作环行消毒。

（4）治疗室内消毒

治疗台上用的物品，要按时换洗晾晒，如采用一人一用的消毒垫布、垫纸、枕巾则更好。治疗室内保持空气流通，卫生洁净，并定期用专用消毒灯照射消毒。

（四）进针法

进针法指将毫针刺入腧穴皮下的操作方法。在进行针刺操作时，一般多双手协同操作，紧密配合。《难经·七十八难》说："知为针者，信其左，不知为针者，信其右。"《标幽赋》更进一步阐述其义："左手重而多按，欲令气散；右手轻而徐入，不痛之因。"

临床上一般用右手持针操作，主要是拇、食、中指夹持针柄，其状如持笔，故右手称为"刺手"。左手爪切按压所刺部位或辅助针身，故称左手为"押手"。

刺手的作用是掌握针具，施行手法操作。进针时，运指力于针尖，而使针刺入皮肤，行针时便于左右捻转、上下提插和弹震刮搓以及出针时手法操作等。押手的作用主要是固定腧穴的位置，夹持针身，协助刺手进针，使针身有所依附，保持针身垂直，力达指尖，以利于进针，减少刺痛和协助调节、控制针感。具体的进针方法，临床常用有以下几种：

1. 单手进针法

只应用刺手将针刺入穴位的方法，多用于较短的毫针。用右手拇、食指持针，中指端紧靠穴位，指腹抵住针体中部，当拇、食指向下用力时，中指也随之屈曲，将针刺入，直至所需的深度。此法三指并用，尤其适用于双穴同时进针。此外，还有用拇、食指夹持针体，中指尖抵触穴位，拇、食指所夹持的针沿中指尖端迅速刺入，不施捻转。针入穴位后，中指即离开应针之穴，此时拇、食、中指可随意配合，施行补泻（见图4-10）。

2. 双手进针法

（1）指切进针法　又称爪切进针法。用左手拇指或食指端切按在腧穴位置上，右手持针。紧靠左手指甲面将针刺入腧穴（见图4-11）。此法适宜于

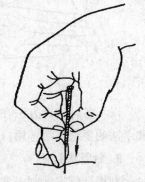

图4-10　单手进针法

短针的进针。

(2) 夹持进针法　又称骈指进针法。即用严格消毒的左手拇、食二指夹住针身下端，将针尖固定在所刺腧穴的皮肤表面位置。右手捻动针柄，将针刺入腧穴（见图4-12）。此法适用于长针的进针。

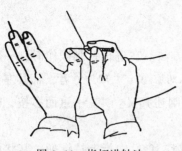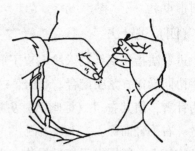

图4-11　指切进针法　　　　　　图4-12　夹持进针法

(3) 舒张进针法　用左手食、中二指或拇、食二指将所刺腧穴部位的皮肤向两侧撑开，使皮肤绷紧，右手持针，使针从左手食、中二指或拇、食二指的中间刺入（见图4-13）。此法主要用于皮肤松弛部位的腧穴。

(4) 提捏进针法　用左手拇、食二指将所刺腧穴部位的皮肤提起，右手持针，从捏起的上端将针刺入（见图4-14）。此法主要用于皮肉浅薄部位的腧穴，如印堂穴。

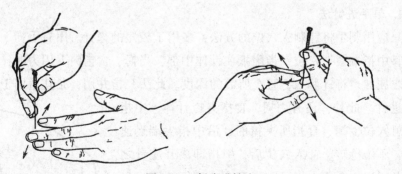

图4-13　舒张进针法

以上各种进针方法在临床上应根据腧穴所在部位的解剖特点、针刺深浅和手法的要求灵活选用，以便于进针和减轻病患的疼痛。

3. 针管进针法

利用针管将针刺入穴位的方法。将针先插入用玻璃、塑料或金属制成的比针短3分左右的小针管内，放在穴位皮肤上，左手压紧针管，右手食指对准针柄一击，使针尖迅速刺入皮肤，然后将针管去掉，再将针刺入穴内（见图4-15）。剌法进针不痛，多用于儿童和惧怕进针者。也有用安装弹簧的特制进针器进针者。

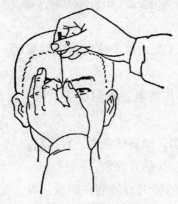 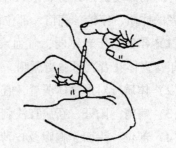

图4-14　提捏进针法　　　　图4-15　针管进针法

（五）针刺的角度和深度

针刺的角度和深度，要根据施术腧穴所在的具体位置、病人体质、病情需要和针刺手法等实际情况灵活掌握。

1. 角度

针刺的角度是指进针时针身与皮肤表面所形成的夹角（见图4-16）。它是根据腧穴所在的位置和医者针刺时所要达到的目的结合起来而确定的。一般分为以下3种角度：

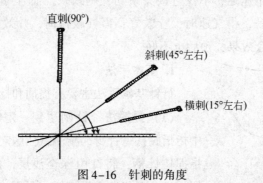

图4-16　针刺的角度

（1）直刺　直刺是针身与皮肤表面呈90°垂直刺入。此法适用于人体大部分腧穴。

（2）斜刺 斜刺是针身与皮肤表面呈45°左右倾斜刺入。此法适用于肌肉浅薄处或内有重要脏器，或不宜直刺、深刺的腧穴。

（3）平刺 平刺即横刺、沿皮刺。是针身与皮肤表面呈15°左右或沿皮以更小的角度刺入。此法适用于皮薄肉少部位的腧穴，如头部的腧穴等。

2. 深度

针刺的深度是指针身刺入人体内的深浅度，每个腧穴的针刺深度，要结合患者的体质、年龄、病情、部位而决定。

（1）年龄 年老体弱，气血衰退，小儿娇嫩，稚阴稚阳，均不宜深刺；中青年身强体壮者，可适当深刺。

（2）体质 对形瘦体弱者，宜相应浅刺；形盛体强者，宜深刺。

（3）病情 阳证、新病宜浅刺；阴证、久病宜深刺。

（4）部位 头面、胸腹及皮薄肉少处的腧穴宜浅刺；四肢、臀、腹及肌肉丰厚处的腧穴宜深刺。

（六）行针与得气

行针又名运针，是指将针刺入腧穴后，为了使患者产生预期的各种感应而施行的各种针刺手法。得气，亦称针感，是指行针过程中所产生的各种经气感应。当这种经气感应产生时，医者会感到针下有徐或沉紧的感觉；患者则会有酸、麻、胀、重或沿一定部位向一定方向扩散传导的感觉。若无经气感应，医者则感到针下空虚，患者亦无酸、麻、胀、重等感觉。正如《标幽赋》所说："气之至也，如鱼吞钩饵之沉浮；气未至也，如闲处幽堂之深邃。"得气与否以及气至速迟，不仅直接关系到针刺效果，而且可以借此判断疾病的预后。一般而言，得气速时，疗效好；得气较慢时，疗效差；若始终不得气，则可能无治疗效果，预后也不好。

1. 基本手法

行针基本手法主要有提插和捻转两种手法。

（1）提插法 针刺达到一定深度后，用右手中指指腹扶持针身，指端抵住腧穴表面，拇、食二指捏住针柄，将针由深至浅层，再由浅层插至深层，如此反复地上提下插（见图4-17）。提插的幅度、频率及时间，应视病患的体质、病情、腧穴的部位及医者所要达到的目的而定。使用提插法时的

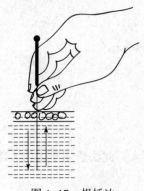

图4-17 提插法

指力要均匀一致，幅度不宜过大，一般以 3～5 分为宜，频率不宜过快，每分钟 60 次左右，保持针身垂直，不改变针刺角度、方向和深度。通常认为行针时提插的幅度大，频率快，刺激量就大；反之，提插的幅度小，频率慢，刺激量就小。

（2）捻转法 即将针刺入一定深度后，以右手拇指和食、中二指持住针柄，进行一前一后地来回旋转捻动的操作方法（见图 4-18）。捻转的角度、频率及时间，也应视病人的体质、病情、腧穴的部位及医者所要达到的目的而定。使用捻转法时，指力要均匀，角度要适当，一般应掌握在 180°～360°左右，不能单向捻针，否则针身易被肌纤维等缠绕，引起局部疼痛和导致滞针而使出针困难。一般认为捻转角度大，频率快，其刺激量就大；捻转角度小，频率慢，其刺激量则小。

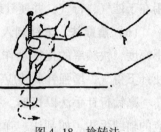

图 4-18 捻转法

2. 辅助手法

辅助手法：针刺操作时，为了取得较好的针感，除运用基本手法外，还有辅助手法，包括循、刮、弹、摇、震颤等。

（1）循法 循法是用手指顺着经脉的循行路线，在所刺腧穴的上下部轻柔地循按的方法。本法可激发经气的运行，用于催气。针刺不得气时，可以用循法催气。其法是医者用指顺着经脉的循行路径，在腧穴的上下部轻柔地循按。《针灸大成》指出："凡下针，若气不至，用指于所属部分经络之路，上下左右循之，使气血往来，上下均匀，针下自然气至沉紧。"说明此法能推动气血，激发经气，促使针后易于得气。

（2）刮法 刮法是将针刺入腧穴一定深度后，用拇指指腹抵住针尾，以食指或中指指甲轻刮针柄的方法。可加强针感和促使针感的传递。毫针刺入一定深度后，经气未至，以拇指或食指的指腹抵住针尾，用拇指、食指或中指指甲，由下而上频频刮动针柄，促使得气。《素问·离合真邪论》有"抓而下之"之法；姚止庵注云："抓，以爪甲刮针也"。本法在针刺不得气时使用，可以激发经气，如已得气者可以加强针刺感应的传导与扩散。

（3）弹法 毫针刺入一定深度后，以手指轻轻叩弹针柄或针尾，使针身轻微地震动，以加强针感。针刺后在留针过程中，以手指轻弹针尾或针柄，使针体微微振动，以加强针感，助气运行。《素问·离合真邪论》有"弹而努之"之法，其后《针灸问对》亦说："如气不行，将针轻弹之，使气速行。"

本法有催气、行气的作用。

(4) 摇法 毫针刺入一定深度后，手持针柄轻轻摇动针体。此法直立针身而摇，可以加强针感；卧倒针身而摇，可以促使针感向一定方向传导。

(5) 飞法 针后不得气者，用右手拇、食两指执持针柄，细细捻搓数次，然后张开两指，一搓一放，反复数次，状如飞鸟展翅，故称飞法。《医学入门》载云："以大指次指捻针，连搓三下，如手颤之状，谓之飞。"本法的作用在于催气、行气，并使针刺感应增强。

(6) 震颤法 毫针刺入一定深度后，以右手拇、食、中三指捏住针柄作小幅度、快频率的提插动作，使针身发生轻微震颤，以增强针感。本法可促使针下得气，增强针刺感应。

毫针行针手法以提插、捻转为基本操作方法，并根据临证情况，选用相应的辅助手法。如刮法、弹法可应用于一些不宜施行大角度捻转的腧穴；飞法可应用于某些肌肉丰厚部位的腧穴；摇法、震颤法可用于较为浅表部位的腧穴。通过行针基本手法和辅助手法的施用，主要促使针后气至或加强针刺感应，以疏通经络、调和气血，达到防治疾病的目的。

（七）针刺补泻手法

针刺补泻是根据《灵枢·经脉》"盛则泻之，虚则补之，热则疾之，寒则留之，陷下则灸之"，这一针灸治病的基本理论原则，而确立的两种不同的治疗方法。这是针刺治病的一个重要环节，也是毫针刺法的核心内容。

补法泛指能鼓舞人体正气，使低下的功能恢复旺盛的方法。泻法泛指能疏泄病邪，使亢进的功能恢复正常的方法。针刺补泻就是通过针刺腧穴，采用适当的手法激发经气以补益正气，疏泄病邪而调节人体脏腑经络功能，促使阴阳平衡而恢复健康。现将临床常用的几种主要针刺补泻手法介绍如下：

1. 捻转补泻

针下得气后，捻转角度小，用力轻，频率慢，操作时间短者，为补法；捻转角度大，用力重，频率快，操作时间长者，为泻法（见图4-19）。

2. 提插补泻

针下得气后，先浅后深，重插轻提，提插幅度小，频率慢，操作时间短者，为补法；先深后浅，轻插重提，提插幅度大，频率快，操作时间长者，为泻法（见图4-20）。

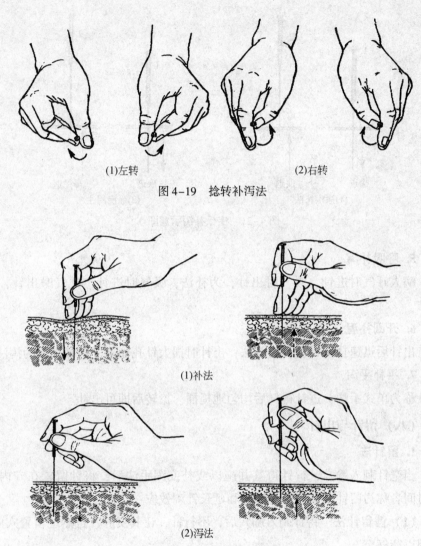

(1)左转　　　　　　　　　　(2)右转

图 4-19　捻转补泻法

(1)补法

(2)泻法

图 4-20　提插补泻示意图

3. 疾徐补泻

进针时徐徐刺入，少捻转，疾速出针者，为补法；进针时疾速刺入，多捻转，徐徐出针者，为泻法（见图 4-21）。

4. 迎随补泻

进针时针尖随着经脉循行去的方向刺入，为补法；针尖迎着经脉循行来的方向刺入，为泻法。

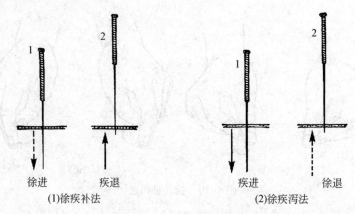

徐进   疾退   疾进   徐退

(1)徐疾补法   (2)徐疾泻法

图 4-21 疾徐补泻示意图

5. 呼吸补泻

病人呼气时进针，吸气时出针，为补法；吸气时进针，呼气时出针，为泻法。

6. 开阖补泻

出针后迅速揉按针孔，为补法；出针时摇大针孔而不立即揉按，为泻法。

7. 平补平泻

称为单式手法，进针得气后均匀地提插、捻转后即可出针。

（八）留针与出针

1. 留针法

当毫针刺入腧穴，行针得气并施以或补或泻手法后，将针留置在穴内一定时间者称为留针。其目的是增强和延长针刺效应。

（1）静留针法　将针刺入腧穴后，不行针，让其安静、自然地留置穴内，静留以待气至。

（2）动留针法　将针刺入腧穴先行针待气至后，留置一定时间，或在留针中间再施以手法，行针后复留针，叫动留针法。本法主要用于针后气不至者，可时动针，时留针，直至气至。气不至，无问其数，延长行针和留针时间，直到气至后出针。

2. 出针法

在针刺完毕后，一手固定穴位，一手持针，用捻转或直接向上提针等手法将针拔出体外。留针完毕，就要出针。出针时，医生以左手的拇指和食指按住针孔周围的皮肤，右手执针轻轻捻转并慢慢提至皮下，然后将针迅速拔出，并用干棉轻轻按揉针孔。需注意的是，切不可一抽而去，以防出血或遗留痛感。

（九）禁忌证

1. 患者在过度饥饿、暴饮暴食、醉酒后及精神过度紧张时，禁止针刺。

2. 针刺少腹部、腰骶部、会阴部及身体其他部位具有通气行血功效，针刺后会产生较强针感的穴位（如合谷、足三里、风池、环跳、三阴交、血海等），孕妇禁止针刺。月经期禁止针刺。

3. 严重的过敏性、感染性皮肤病以及出血性疾病（如血小板减少性紫癜、血友病等）患者，不宜针刺。

4. 小儿囟门未闭时，头顶部的腧穴禁止针刺。

5. 重要脏器所在处，如胁肋部、背部、肾区、肝区不宜直刺、深刺；大血管走行处及皮下静脉部位的腧穴如需针刺，则应避开血管，使针斜刺入穴位。

6. 对于儿童及破伤风、癫痫发作期、躁狂型精神分裂症发作期患者等，针刺时不宜留针。

（十）注意事项

在针刺治疗过程中，由于患者心理准备不足等多种原因，可能出现如下异常情况，应及时处理。

1. 晕针

晕针是针刺治疗中较常见的异常情况，主要由于患者心理准备不足，对针刺过度紧张，或者患者在针刺前处于饥饿、劳累等虚弱状态，或患者取姿不舒适，术者针刺手法不熟练等。如患者在针刺或留针过程中突然出现头晕、恶心、心慌、面色苍白、出冷汗等，应立即停止针刺，起出全部留针，令患者平卧，闭目休息，并饮少量温开水，周围环境应避免杂乱。若症状较重，则可针刺人中、内关、足三里、素髎等穴，促其恢复。经上述方法处理后如不见效，并出现心跳无力、呼吸微弱、脉搏细弱，应采取相应急救措施。

为了防止晕针，针刺前应先与患者交待针刺疗法的作用，可能出现的针感，消除患者的恐惧心理。对于过度饥饿、体质过度虚弱者，应先嘱其饮少量水后再行针刺；对于刚从事重体力劳动者，应令其休息片刻后才行针刺。

2. 滞针

在针刺行针及起针时，术者手上对在穴位内的针体有涩滞、牵拉、包裹的感觉称滞针。滞针使针体不易被提插、捻转，不易起针。滞针的主要原因是针刺手法不当，使患者的针刺处发生肌肉强直性收缩，致肌纤维缠裹在针体上。出现滞针后，不要强行行针、起针。应令患者全身放松，并用手按摩针刺部位，使局部肌肉松弛。然后，轻缓向初时行针相反方向捻转，提动针体，缓慢将针起出。

为了防止滞针，针刺前应向患者做好解释工作，不使患者在针刺时紧张，并在针刺前将针体擦净，不可使用针体不光滑、甚至有锈斑或者弯曲的毫针。针刺时一旦出现局部肌肉挛缩造成体位移动时，应注意医者手不能离开针柄，此时可用左手按摩针刺部位，缓慢使患者恢复原来的体位，轻捻针体同时向外起针，不得留针。另外，在行针时应注意不要大幅度地向单方向捻转针体，避免在行针时发生滞针。

3. 弯针

针刺在穴位中的针体，于皮下或在皮外发生弯曲，称弯针。在皮外的弯针多是由于留针被其他物体压弯、扭弯。起针时应注意用手或镊子持住弯针曲角以下的针体，缓慢将针起出。发生在皮下的弯针，多在走针时被发现，是由于患者在留针，或行针时变动了体位，或肌肉发生挛缩，致使针刺在关节腔内、骨缝中、两组反向收缩肌群中的针体发生弯曲。另是由于选穴不准确，手法过重、过猛，使针刺在骨组织上也会发生针尖弯曲或针尖弯成钩状。起针时若发现在皮下的弯针，应先令患者将变动的肢体缓慢恢复到原来进针时的姿态，并在针刺穴位旁适当按摩，同时用右手捏住针柄做试探性、小幅度捻转，找到针体弯曲的方向后，顺着针体弯曲的方向起针。若针尖部弯曲，应注意一边小幅度捻转，一边慢慢提针，同时按摩针刺部位，减少疼痛。切忌强行起针，以免钩撕肌肉纤维或发生断针。

为防止弯针，针刺前应先使患者有舒适的体位姿势，全身放松。留针时，针柄上方不要覆盖过重的衣物，不要碰撞针柄，不得变动体位或旋转，屈伸肢体。

4. 断针

针体部分或全部折断在针刺穴位内，称为断针。常见原因是由于针根部锈蚀，在针刺时折断。如果自针根部折断，部分针体仍暴露在皮肤外，可立即用手或镊子起出残针。另一个原因是因滞针、弯针处理不当或强行起针，造成部分针体断在皮下或肌肉组织中。此时应令患者肢体放松，不得移动体位，对于皮下断针，可用左手拇指、食指垂直下压针孔旁的软组织，使皮下断针的残端退出针孔外，并右手持镊子捏住断针残端起出断针。若针体折断在较深的部位时，则需借助于 X 线定位，手术取针。

为了防止断针，应注意在针刺前仔细检查针具，对于针柄松动、针根部有锈斑、针体曾有硬性弯曲的针，应及时剔弃不用。针刺时，切忌用力过猛。留针期间患者不应随意变动体位。当发生滞针、弯针时，应及时正确处理。

5. 血肿

出针后，在针刺部位引起皮下出血，皮肤隆起，称为皮下血肿。出现皮下血肿时，应先持酒精棉球压按在针孔处的血肿上，轻揉片刻。如血肿不再增大，不需处理。局部皮肤青紫可逐渐消退。如经上述按揉血肿继续增大，可加大按压并冷敷，然后加压包扎，48 小时后局部改为热敷，消散瘀血。

为了防止血肿的发生，针刺前应仔细检查针具，针尖有钩的不能使用。针刺时，一定要注意仔细察看皮下血管，避开血管再行针刺。

第二节 灸 法

灸法，是以艾叶等可燃材料或其他热源在腧穴或病变部位进行烧灼、温烤，以起到温通经络、调和气血、扶正祛邪等作用的医疗保健方法，是针灸疗法的重要组成部分。《灵枢·官能》："针所不为，灸之所宜。"灸法具有温阳举陷、行气活血的作用，多用于治疗阳气衰弱、沉寒痼冷等疾患。

施灸的原料很多，但以艾叶作为主要灸料。艾属草菊科多年生草本植物，我国各地均有生长，以蕲州产者为佳，故有"蕲艾"之称。艾叶气味芳香，辛温味苦，容易燃烧，火力温和，故为施灸佳料。《名医别录》载："艾味苦，微温，无毒，主灸百病。"选用干燥的艾叶，捣制后除去杂质，即可制成纯净细软的艾绒，晒干贮藏，以备应用。

一、灸法的作用

（一）温经散寒

人体的正常生命活动有赖于气血的作用，气行则血行，气止则血止，血在经脉中流行，完全是由于气的推送。出现各种原因，如"寒则气收，热则气疾"等，都可影响气血的运行，变生百病。而气温则血滑，气寒则血涩。也就是说，气血的运行有遇温则散、遇寒则凝的特点。所以朱丹溪说："血见热则行，见寒则凝。"因此，凡是一切气血凝涩，没有热象的疾病，都可用温气的方法来进行治疗。《灵枢·刺节真邪》中说："脉中之血，凝而留止，弗之火调，弗能取之。"《灵枢·禁服》亦云："陷下者，脉血结于中，中有著血，血寒，故宜灸之，不盛不虚，以经取之。"灸法正是应用其温热刺激，起到温经通痹的作用。通过热灸对经络穴位的温热性刺激，可以温经散寒，加强机体气血运行，达到临床治疗目的。所以灸法可用于血寒运行不畅，留滞凝涩引起的痹证、腹泻等疾病，效果甚为显著。

（二）行气通络

经络分布于人体各部，内联脏腑，外布体表肌肉、骨骼等组织。正常的机体中，气血在经络中周流不息，循序运行，如果受到风、寒、暑、湿、燥、火等外因的侵袭，人体气血凝滞，经络受阻，即可出现肿胀、疼痛等症状和一系列功能障碍。此时，灸治一定的穴位，可以起到调和气血、疏通经络、平衡机能的作用，临床上可用于治疗疮疡疖肿、冻伤、癃闭、不孕症、扭挫伤等，尤以外科、伤科应用较多。

（三）扶阳固脱

人以阳气为根本，得其所则人寿，失其所则人夭，故阳病则阴盛，阴盛则为寒、为厥，或元气虚陷，脉微欲脱。正如《素问·厥论》所云："阳气衰于下，则为寒厥。"阳气衰微，则阴气独盛，阳气不通于手足，则手足逆冷。凡大病危疾、阳气衰微、阴阳离决等证，用大炷重灸，能祛除阴寒，回阳救脱，此为其他穴位刺激疗法所不及之处。宋代《针灸资生经》也提到："凡溺死，一宿尚可救，解死人衣，灸脐中即活。"《伤寒论》指出："少阴病，吐利，手足不逆冷，反发热者，不死。脉不至者，灸少阴七壮。""下利，手足厥冷，烦躁，灸厥阴，无脉者，灸之。"这说明凡出现呕吐、下利、手足厥冷、脉弱等阳气虚脱的重危患者，如用大艾炷重灸关元、神阙等穴位，由于艾叶有纯阳的性质，再加上火本属阳，两阳相得，往往可以起到扶阳固脱、回阳救逆、挽救垂危之疾的作用，在临床上常用于中风脱症、急性腹痛吐泻、痢疾等急症的急救。

（四）升阳举陷

由于阳气虚弱不固等原因可致上虚下实，气虚下陷，出现脱肛、阴挺、久泄久痢、崩漏、滑胎等症，故《灵枢·经脉》云："陷下则灸之"。因此，气虚下陷、脏器下垂之症多用灸法治疗。关于陷下一症，脾胃学说创始者李东垣还认为"陷下者，皮毛不任风寒""天地间无他，唯阴阳二者而已，阳在外在上，阴在内在下，今言下陷者，阳气陷入阴气之中，是阴反居其上而复其阳，脉症俱见在外者，则灸之"。因此，灸疗不仅可以起到益气温阳、升阳举陷、安胎固经等作用，对卫阳不固、腠理疏松者，亦有效果，可使机体功能恢复正常。如脱肛、阴挺、久泄等病症，可用灸百会穴来提升阳气，以"推而上之"。

（五）防病保健

我国古代医家早就认识到预防疾病的重要性，提出了"防病于未然""治未病"的学术思想，而艾灸除了有治疗作用之外，还有预防疾病和保健的作用，是防病保健的方法之一，这在古代文献中有很多记载。早在《黄帝内经》就提到，在"犬所啮之处灸三壮，即以犬伤病法灸之"，以预防狂犬病。《备急千金要方》有"凡宦游吴蜀，体上常须三两处灸之，勿令疮暂瘥，则瘴病温疟毒气不能着人"的记载，说明艾灸能预防传染病。《针灸大成》提到灸足三里可以预防中风。民间俗话亦说"若要身体安，三里常不干"，"三里灸不绝，一切灾病息"。因为灸疗可温阳补虚，所以灸足三里、中脘，可使胃气常盛，而胃为水谷之海，荣卫之所出，五脏六腑皆受其气，胃气常盛，则气血充盈；命门为人体真火之所在，为人之根本；关元、气海为藏精蓄血之所，艾灸可使人胃气盛，阳气足，精血充，从而加强了身体抵抗力，病邪难犯，达到防病保健之功。因此，灸疗已成为现代重要的保健方法之一。

二、灸法的种类

灸法的种类，常用灸法如下。

（一）艾灸

1. 艾炷灸

艾炷灸是将艾炷放在穴位上施灸的方法。将艾绒捏成上尖底平的圆锥形小体，放在穴位上，点燃其尖端以施灸，每燃烧1枚艾炷即为1壮。施灸的壮数多少，可根据疾病的性质、病情的轻重、体质的强弱而定。艾柱灸又分为直接灸与间接灸两类。

（1）**直接灸** 将灸炷直接放置在皮肤穴位上施灸，按其对皮肤刺激程度的不同，又分为瘢痕灸和无瘢痕灸两种。

①瘢痕灸 又名化脓灸。施灸时先将所灸腧穴部位涂以少量的大蒜汁，以增强黏附和刺激作用，然后将大小适宜的艾炷置于腧穴上，用火点燃艾炷

施灸。每壮艾炷必须燃尽，除去灰烬后，方可继续易炷再灸，待规定壮数灸完为止。施灸时由于艾火烧灼皮肤，因此可产生剧痛，此时可用手在施灸腧穴周围轻轻拍打，借以缓解疼痛。在正常情况下，灸后1周左右，施灸部位化脓形成灸疮，5～6周左右，灸疮自行痊愈，结痂脱落后留下瘢痕。因此，施灸前必须征得患者同意方可使用本法。临床上常用来治疗哮喘、肺痨、瘰疬等慢性顽疾。

②无瘢痕灸　又称非化脓灸。施灸时先在所灸腧穴部位涂以少量的凡士林，以使艾炷便于黏附，然后将大小适宜（约如苍耳子大）的艾炷，置于腧穴上点燃施灸，当艾炷燃剩2/5或1/4而患者感到微有灼痛时，即可易炷再灸，待将规定壮数灸完为止。一般应灸至局部皮肤出现红晕而不起泡为度。因其皮肤无灼伤，故灸后不化脓，不留瘢痕。一般虚寒性疾患均可采用此法。

（2）间接灸　间接灸是将艾炷与施灸部位的皮肤之间隔一药物施灸，故又称隔物灸，有艾灸和药物的双重作用，灸时火力温和，易被病人接受。

①隔姜灸　用鲜生姜切成厚约0.3cm的薄片，中间用针刺数个小孔，置于施灸部位。上面再放艾炷灸之，若病人感觉灼热难忍时，可将姜片向上提起。缓解一下，然后重新放下，继续施灸，可反复灸3～5壮，直到局部皮肤潮红为止。生姜具有发汗解表、开宣肺气、温中止呕、消水化食、解毒的功能。对于寒性呕吐、腹痛、腹泻、痛痹等效果显著。本灸法适用于虚寒病证，如腹痛、泄泻、关节疼痛、痛经等，均可采用。

②隔蒜灸　是民间常用灸法，用鲜独头大蒜切成厚2～3mm的薄片，中间用针刺上小孔，将蒜片放在施灸部位或肿块上（以未溃破化脓者为宜），再置艾炷于上，灸之。每灸4～5壮，换去蒜片，每穴须灸足7壮。注意因大蒜液对皮肤有刺激作用，灸后常易起泡。大蒜具有杀虫、解毒、消痈、散结的功能，用于痢疾、腹泻、肺痨、顿咳、钩虫、蛲虫、疮疡初起等，效果显著。隔蒜灸民间多用于治疗瘰疬疮毒、肺痨、腹中积块及未溃疮疖等，有确切疗效。近年来有用于治疗癌肿、流注、蛇虫咬伤等，有开结解毒、消肿定痛的功效。

③隔盐灸　是用食盐填入脐窝部施灸，故又称为"神阙灸"。操作时用干燥的食盐，填平脐窝，上置大艾炷灸之（为防止盐受热爆裂，可在盐上放一薄片生姜）。本灸法对急性胃肠炎吐泻、痢疾、疝痛、洞泄等有明显效果。一般每次施灸5～7壮。另外，本灸法还有回阳救逆、固脱的功效，用于治疗大汗亡阳、四肢厥冷、脉微欲绝等症。又有回阳固脱的作用，救治脱证，不计壮数，以脉出汗止、肢暖阳复为度。

④隔附子饼灸 附子饼取生附子切碎研为细末，以黄酒调和作饼。施灸时，铺敷附子饼于施灸部位约铜钱大，厚约5mm，置艾炷于上灸之。饼干即更换，以内部温热、局部皮肤红晕为度。附子有温补脾肾、散寒止痛、回阳救逆的功效。本灸法用于治疗各种虚性病证，对阴疽、疮毒、窦道盲管久不收口、痈疽初起、阳痿、早泄等病证效果佳。

2. 艾条灸

即将艾绒制作成艾条进行施灸。艾条灸可分为悬起灸和实按灸两种方式。

（1）悬起灸 悬起灸是将艾条悬放在距离穴位一定高度上进行熏烤，而不使艾条点燃端直接接触皮肤。悬起灸一般用无药艾条，有时也可用药物艾条进行熏灸。根据不同的操作方法，又分为温和灸、雀啄灸和回旋灸。

①温和灸 将艾条燃着的一端与施灸处的皮肤保持1寸左右距离，使患者局部温热而无灼痛。每穴灸20分钟左右，以皮肤出现红晕为度。对昏迷或局部知觉减退者，须随时注意局部温热程度，防止灼伤。现有各种灸疗架，可将艾条插在上面，固定施灸。这种灸法的特点是，温度恒定且持续，对局部气血阻滞有散开的作用，主要用于病痛局部灸疗。

②回旋灸 又称为熨热灸。即将点燃的艾条一端接近施灸部位，距皮肤1寸左右，平行往复回旋施灸，一般灸20~30分钟。这种灸法的特点是，温度呈渐凉渐温互相转化，除对局部病痛的气血阻滞有消散作用外，还能对经络气血的运行起到促进作用，故对灸点远端的病痛有一定的治疗作用。

③雀啄灸 将艾条点燃的一端对准穴位，似鸟雀啄米状，一上一下地进行艾灸，多随呼吸的节奏进行雀啄，一般可灸15分钟左右。这种灸法的特点是，温度突凉突温，对唤起腧穴和经络的功能有较强的作用，因此适用于灸治远端的病痛和内脏疾病。

（2）实按灸 实按灸是将艾条燃着的一端紧按在隔着湿棉纸或湿布的施灸部位（局部痛点）上，稍留1~2秒钟即可，若火熄灭后可重新点燃，如此反复5~10次。一般用雷火神针和太乙神针等药物艾条。适于寒湿痹证、麻木、痿证等久治无效者。

3. 温针灸

温针灸是针刺与艾灸相结合的一种方法，适用于既需要艾灸又需针刺留针的疾病。在针刺得气后，将针留在适当的深度，在针柄上穿置一段长约2cm的艾卷施灸，或在针尾上搓捏少许艾绒点燃施灸，直待燃尽，除去灰烬，再将针取出。此法是一种简而易行的针灸并用的方法，其艾绒燃烧的热力可通过针身传入体内，使其发挥针和灸的作用，达到治疗的目的。用此法应注意防止灰火脱落烧伤皮肤。

4. 温灸器灸

温灸器是一种专门用于施灸的器具，用温灸器施灸的方法称温灸器灸。临床常用的温灸器有温灸盒和温灸筒。施灸时，将艾绒点燃后放入温灸筒或温灸盒里的铁网上，然后将温灸筒或温灸盒放在施灸部位即可。适用于灸治腹部、腰部的一般常见病。

（二）其他灸法

1. 灯火灸

灯火灸指用灯草蘸植物油点火后在穴位上直接点灼的灸法，又称为"灯草灸""打灯火""焠法"。操作时应蘸油适量，动作迅速，以防燃油下滴引起烫伤。当灯火灼及穴位皮肤时可听见轻微"叭"声，灯火即灭，称为一燋。每穴一般只灸一燋。灸后局部稍起红晕，应注意清洁，避免感染。《本草纲目》卷六："灯火，主治小儿惊风、昏迷、搐搦，审视诸病，又治头风胀痛。"临床还用于治疗腮腺炎、呃逆、呕吐、阴痧腹痛、小儿消化不良、功能失调性子宫出血、手足厥冷等病证。

2. 天灸

天灸是中医灸治疗法中非火热灸法的主要方法，又称为发泡疗法。天灸疗法是中医传统的外治疗法，是借助药物对穴位的刺激，使局部皮肤发红充血，甚至起泡，以激发经络、调整气血而防治疾病的一种方法。通过将特殊调配的药物贴敷于特定的穴位上，可使药物持续刺激穴位，通经入络，达到温经散寒、疏通经络、活血通脉、调节脏腑功能的效果，既可改善临床症状，又可提高机体免疫力。

（1）蒜泥灸　将大蒜捣烂如泥，取 3~5g 贴敷于穴位上，敷灸 1~3 个小时，以局部皮肤发痒、发红起泡为度。如敷涌泉穴治疗咯血、衄血，敷合谷治疗扁桃腺炎，敷鱼际穴治疗喉痹等。

（2）细辛灸　取细辛适量，研为细末，加醋少许调和成糊状，敷于穴位上，外覆油纸，胶布固定。如敷于涌泉穴或神阙穴，治小儿口腔炎等。

（3）天南星灸　取天南星适量，研为细末，用生姜汁调和成糊状，敷于穴上，外覆油纸，胶布固定。如敷于颊车穴、颧髎穴，治疗面神经麻痹等。

（4）白芥子灸　将白芥子适量研成细末，用水调和成糊状，敷贴于腧穴或患处，外覆以油纸，胶布固定。一般可用于治疗关节痹痛、口眼㖞斜，或配合其他药物治疗哮喘等病症。

三、灸法的注意事项

1. 施灸的先后顺序

古人对于施灸的先后顺序有明确的论述。如《急备千金要方》说："凡灸当先阳后阴，……先上后下。"《明堂灸经》也指出："先灸上，后灸下；先灸少，后灸多。"这是说应先灸阳经，后灸阴经；先灸上部，后灸下部；就壮数而言，先灸少而后灸多；就大小而言，先灸艾炷小者而后灸大者。但上述施灸的顺序是指一般的规律，临床上需结合病情灵活应用，不能拘执不变。如脱肛的灸治，应先灸长强以收肛，后灸百会以举陷，便是先灸下而后灸上。此外，施灸应注意在通风环境中进行。

2. 施灸的补泻方法

艾灸的补泻，始载于《内经》。《灵枢·背腧》说："气盛则泻之，虚则补之。以火补者，毋吹其火，须自灭也。以火泻者，疾吹其火，传其艾，须其火灭也。"《针灸大成》也记载说："以火补者，毋吹其火，须待自灭，即按其穴。以火泻者，速吹其火，开其穴也。"指出灸法的补泻亦需根据辨证施治的原则，虚证用补法，而实证则用泻法。

3. 施灸的禁忌

（1）面部穴位、乳头、大血管等处均不宜使用直接灸，以免烫伤形成瘢痕。关节活动部位亦不适宜化脓灸，以免化脓溃破，不易愈合，甚至影响功能活动。

（2）一般空腹、过饱、极度疲劳和对灸法恐惧者，应慎施灸。对于体弱患者，灸治时艾炷不宜过大，刺激量不可过强，以防"晕灸"。一旦发生晕灸，应及时处理。

（3）孕妇的腹部和腰骶部也不宜施灸。

四、灸后的处理

施灸过量，时间过长，局部出现水疱，只要不擦破，可任其自然吸收，如水疱较大，可用消毒毫针刺破水疱，放出水液，再涂以龙胆紫。瘢痕灸者，在灸疮化脓期间，1个月内慎做重体力劳动，疮面局部勿用手搔，以保护痂

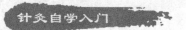

皮，并保持清洁，防止感染。

第三节　拔　罐　法

拔罐法是以罐为工具，利用燃烧排除罐内空气，造成负压，使之吸附于腧穴或应拔部位的体表，产生刺激，使被拔部位皮肤充血、瘀血，以达到防治疾病目的的方法。

拔罐法，古称为角法，又称为吸筒法，早在马王堆汉墓出土的帛书《五十二病方》中就有记载，历代中医文献中亦多论述，主要用于外科治疗疮疡，用来吸血排脓。后来又扩大应用于肺结核、风湿病等内科病证的治疗。随着医疗实践的不断发展，不仅罐的质料和拔罐的方法不断改进和发展，而且治疗的范围也逐渐扩大，外科、内科等都有其适应证，并经常和针刺配合使用。因此，拔罐法成为针灸治疗中的一种重要方法。

一、罐的种类

罐的种类很多，目前临床常用的有竹罐、陶罐、玻璃罐和抽气罐等。

（一）竹罐

用直径3~5cm坚固无损的竹子，截成6~8cm或8~10cm长的竹管，一端留节作底，另一端作罐口，用刀刮去青皮及内膜，制成形如腰鼓的圆筒。用砂纸磨光，使罐口光滑平正。竹罐的优点是取材容易，经济易制，轻巧，不易摔碎。缺点是容易燥裂漏气，吸附力不大。

（二）陶罐

用陶土烧制而成，罐的两端较小，中间略向外凸出，状如瓷鼓，底平，口径大小不一，口径小者较短，口径大者略长。这种罐的优点是吸力大，但质地较重，容易摔碎损坏。

（三）玻璃罐

在陶制罐的基础上，改用玻璃加工而成，其形如球状，罐口平滑，分大、中、小三种型号。其优点是质地透明，使用时可直接观察局部皮肤的变化，便于掌握时间，临床应用较普遍。其缺点是容易破碎。

（四）抽气罐

即用青霉素、链霉素药瓶或类似的小药瓶，将瓶底切去磨光滑，瓶口的橡胶塞须保留完整，以便于抽气时使用。现有用透明塑料制成的抽气罐，上面加置活塞，便于抽气。这种罐亦易破碎。

二、拔罐方法

（一）火吸法

1. 投火法

将薄纸卷成纸卷，或裁成薄纸条，燃着到 1/3 时，投入罐里，将火罐迅速叩在选定的部位上。投火时，不论使用纸卷还是纸条，都必须高出罐口 1 寸多，等到燃烧 1 寸左右时，纸卷和纸条，都能斜立罐里一边，火焰不会烧着皮肤。初学投火法，还可在需拔罐的地方放一层湿纸，或涂点水，让其吸收热力，以保护皮肤。

2. 闪火法

用 7~8 号粗铁丝，一头缠绕石棉绳或线带，做好酒精棒。使用前，将酒精棒稍蘸 95% 酒精，用酒精灯或蜡烛燃着，将带有火焰的酒精棒一头往罐底一闪，迅速撤出，马上将火罐扣在应拔的部位上，此时罐内已成负压即可吸住。闪火法的优点是当闪动酒精棒时火焰已离开火罐，罐内无火，可避免烫伤，优于投火法。

3. 滴酒法

向罐子内壁中部，少滴 1~2 滴酒精，将罐子转动一周，使酒精均匀地附着于罐子的内壁上（不要沾罐口），然后用火柴将酒精燃着，将罐口朝下，迅速将罐子叩在选定的部位上。

4. 贴棉法

扯取大约 0.5cm 见方的脱脂棉一小块，薄蘸酒精，紧贴在罐壁中段，用火柴燃着，马上将罐子扣在选定的部位上。准备一个不易燃烧及传热的块状物，直径 2~3cm，放在应拔的部位上，上置小块酒精棉球，将棉球燃着，马上将罐子扣上，立刻吸住，可产生较强的吸力。

（二）水吸法

水吸法一般应用竹罐。先将罐子放在锅内加水煮沸，使用时将罐子倾倒用镊子夹出，甩去水液，或用折叠的毛巾紧扣罐口，乘热按在皮肤上，即能吸住。

（三）抽气吸法

此法先将抽气罐紧扣在需要拔罐的部位上，用注射器或抽气筒从橡皮塞抽出瓶内空气，使瓶内产生负压，即能吸住。

三、拔罐方法

临床应用拔罐法时，可根据不同病情，选用不同的拔罐法。常见的拔罐法有以下6种：

（一）留罐法

留罐法又称为坐罐，即拔罐后将罐子吸附留置于施术部位10~15分钟，然后将罐起下。一般疾病均可应用此法，而且单罐、多罐皆可应用。

（二）走罐法

走罐法又称为推罐，一般用于面积较大、肌肉厚的部位，如腰背部、大腿部等。可选用口径较大的玻璃火罐，罐口要平滑，先在罐口或欲拔罐部位涂一些凡士林油膏等润滑剂，再将罐拔住，然后，医者用右手握住罐子，在需要拔罐的部位上、下、左、右往返推动，至所拔部位的皮肤潮红、充血甚或瘀血时，将罐起下。

（三）闪罐法

采用闪火法将罐拔住后，又立即起下，再迅速拔住，如此反复多次地拔上起下，起下再拔，直至皮肤潮红为度。

（四）留针拔罐法

此法是将针刺和拔罐相结合应用的一种方法。即先针刺，待得气后留针，再以针为中心点将火罐拔上，留置10~15分钟，然后起罐拔针。

（五）刺血拔罐法

此法又称为刺络拔罐。即在应拔部位的皮肤消毒后，用三棱针点刺出血或用皮肤针叩打后再行拔罐，使之出血，以加强刺血治疗的作用。一般针后拔罐留置10~15分钟。

（六）药罐

此法是指先在抽气罐内盛贮一定的药液，一般为罐子的1/2左右，药物常用生姜、辣椒液、两面针酊、风湿酒等，或根据需要配制，然后按抽气罐操作法抽去空气，使罐吸附在皮肤上。

四、拔罐的作用和适应范围

拔罐法具有通经活络、行气活血、消肿止痛、祛风散寒等作用。其适用范围较为广泛，如风湿痹痛、各种神经麻痹以及一些急慢性疼痛，如腹痛、腰背痛、痛经、头痛等均可应用，还可用于感冒、咳嗽、哮喘、消化不良、胃脘痛、眩晕等脏腑功能紊乱方面的病证。此外，如丹毒、红丝疔、毒蛇咬伤、疮疡初起未溃等外科疾病亦可用拔罐法。

五、起罐方法和注意事项

（一）起罐方法

起罐时，一般先用左手夹住火罐，右手拇指或食指在罐口旁边按压一下，使空气进入罐内，即可将罐取下。若罐吸附过强时，切不可硬行上提或旋转提拔，以轻缓为宜。

（二）注意事项

1. 拔罐时要选择适当的体位和肌肉丰满的部位。若体位不当或有所移动，及骨骼凸凹不平、毛发较多的部位，均不可用。

2. 拔罐时要根据所拔部位的面积大小而选择大小适宜的罐。操作时必须迅速，才能使罐拔紧，吸附有力。

3. 用火罐时应注意勿灼伤或烫伤皮肤。若烫伤或留罐时间太长而皮肤起水泡时，小的无须处理，仅敷以消毒纱布，防止擦破即可。水泡较大时，用消毒针将水泡刺破放出水液，涂以龙胆紫药水，或用消毒纱布包敷，以防感染。

4. 皮肤有过敏、溃疡、水肿者，及大血管分布部位，不宜拔罐。高热抽搐者，以及孕妇的腹部、腰骶部，亦不宜拔罐。

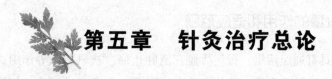

第五章　针灸治疗总论

第一节　针灸治疗作用

一、疏通经络

针灸疏通经络的作用就是可使瘀阻的经络通畅而发挥其正常的生理功能，这是针灸治病的最基本、最直接的作用。经络不通，气血运行受阻，其临床症状常常表现为疼痛、麻木、肿胀、瘀斑等症状。针灸疏通经络主要是根据经络的循行，选择相应的腧穴和针刺手法及三棱针点刺出血、梅花针叩刺、拔罐等，使经络通畅，气血运行正常，以达到治疗疾病的目的。

二、调和阴阳

针灸调和阴阳的作用就是可使机体从阴阳的失衡状态向平衡状态转化，阴阳平衡是针灸治疗最终达到的根本目的。针灸调和阴阳的作用，主要是通过经络阴阳属性、经穴配伍和针刺手法完成的。

三、扶正祛邪

针灸扶正祛邪的作用就是扶助机体正气及祛除病邪，是针灸治病的根本法则和手段。扶正祛邪是疾病向良性方向转归的基本保证。针灸治病就在于能够发挥其扶正祛邪的作用。

第二节　针灸治疗原则

针灸治疗原则就是运用针灸治疗疾病必须遵循的基本法则，是确立治疗方法的基础。针灸的治疗原则可概括为补虚泻实、清热温寒、治病求本和三因制宜。《灵枢·经脉》："盛则泻之，虚则补之，热则疾之，寒则留之，陷下则灸之，不盛不虚，以经取之。"《灵枢·九针十二原》："凡用针者，虚则实之，满则泄之，菀陈则除之，邪盛则虚之"

一、补虚泻实

补虚泻实就是扶助正气，祛除邪气。《素问·通评虚实论》说："邪气盛则实，精气夺则虚。"因此，"虚"指正气不足，"实"指邪气盛。虚则补，实则泻，是属于正治法则。

1. 虚则补之

正气虚用补法。常用的补法包括：补泻手法中的补法；具有补益作用的穴位，如关元、足三里等；操作时轻刺激，少留针。

2. 陷下则灸之

中气下陷、阳气暴脱证均可用灸法。

3. 实则泻之

邪气亢盛的实证用泻法。常用的泻法包括：补泻手法的泻法；具有泻邪作用的穴位，如十二井、十宣等；操作时重刺激，多留针、三棱针点刺放血。

4. 菀陈则除之

此为"实则泻之"的一种，故凡由脉络瘀阻而引起的病证，均应以三棱针点刺出血治之。如闪挫扭伤、毒虫咬伤、丹毒等引起的肌肤红肿热痛、青紫肿胀，可选用局部络脉或瘀血部位以三棱针点刺出血治疗，以活血化瘀，消肿止痛。

5. 不盛不虚，以经取之

脏腑、经络虚实不明显，虚实错杂，脏腑、经络气血逆乱取本经穴（原穴或五输穴），操作时中等刺激，适当时间留针。

二、清热温寒

清热就是治疗热性病证时用"清法"；温寒就是治疗寒性病证时用"温法"。这是针对热性病证和寒性病证制定的治疗原则。

1. 热则疾之

热证用快针、浅刺、疾出；手法轻巧快速，不留针。

2. 寒则留之

寒证留针，深刺而久留针，配合灸法。

三、治病求本

治病求本就是在治疗疾病时要抓住疾病的根本原因，采取针对性的治疗方法。疾病在发生发展的过程中，需要我们运用中医学理论和诊断方法，认真地分析其发病的本质，去伪存真，坚持整体观念和辨证论治，只有抓住了疾病的本质，才能达到治愈疾病的目的。

1. 急则治标

针对急重的标病进行治疗，针灸能发挥简便、快速、有效的治疗优势。

2. 缓则治本

针对疾病的本质进行治疗。

3. 标本同治

针对疾病表现、本质同时治疗。

四、三因制宜

三因制宜是指因时、因地、因人制宜，即根据患者所处的季节（包括时辰）、地理环境和个人的具体情况，而制定适宜的治疗方法。

1. 因地制宜

根据不同地理环境、生活习惯制定治疗方法。

2. 因时制宜

根据不同的季节和时辰特点制定治疗方法。

3. 因人制宜

根据性别、年龄、体质制定治疗方法。

第三节　针灸配穴处方

针灸处方就是在中医学理论尤其是经络学说等指导下，依据选穴原则和配穴方法选取腧穴并进行配伍，确立刺灸法而形成的治疗方案。针灸处方包括两大要素，即穴位和刺灸法。

一、穴位的选择

穴位是针灸处方的第一组成要素，穴位选择是否精当直接关系着针灸的治疗效果，穴位的选择遵循选穴原则和配穴方法。

（一）选穴原则

1. 近部取穴

近部取穴是在病变局部或距离比较接近的范围选取穴位的方法。

2. 远部选穴

远部选穴是在病变部位所属和相关的经络上，距病位较远的部位选取穴位的方法。

3. 辨证对症选穴

辨证取穴是根据疾病的证候特点，分析病因病机而辨证选取穴位的方法。对症选穴是根据疾病的特殊症状而选取穴位的原则。

（二）配穴方法

在选穴原则的指导下，针对疾病的病位、病因病机等，选取主治作用相同或相近，或对于治疗疾病具有协同作用的腧穴进行配伍应用的方法。

1. 按经脉配穴法

是以经脉和经脉相互联系的理论为基础，进行腧穴配伍的方法。

（1）本经配穴法　当某一脏腑、经脉发生病变时，即选该脏腑、经脉的腧穴配成处方。如治疗肺病咳嗽，取穴中府、尺泽、列缺。

（2）表里配穴法　是以脏腑、经脉的阴阳表里配合关系为依据的配穴方法。当某一脏腑经脉发生疾病时，取该经和其相表里的经脉腧穴配伍成方。如治疗胃痛，取穴梁门、足三里、公孙；治疗心绞痛，取穴内关、外关。

（3）同名经配穴法　是将手足同名经的腧穴相互配伍的方法。如治疗阳明头痛，取穴合谷、内庭；治疗落枕，取穴后溪、昆仑。

2. 按部位配穴法

是结合身体上腧穴分布的部位进行穴位配伍的方法。

（1）上下配穴法　是指腰以上或上肢腧穴和腰以下或下肢腧穴配伍应用的方法。

如治疗风火牙痛，取穴合谷、内庭；取穴胃痛呕吐，取穴内关、足三里；治疗头项强痛，取穴大椎、昆仑。

(2) 前后配穴法 是指人体前部和后部的腧穴配合应用的方法。

如治疗中风失语，取穴廉泉、哑门、风府；治疗胃脘痛，取穴胃俞；治疗气喘，取穴膻中、定喘。

(3) 左右配穴法 是指人体左侧和右侧的腧穴配合应用的方法。如左右对称取穴，治疗胃肠病，取穴足三里（双）、内关（双）；左右交叉取穴，治疗面瘫，取穴同侧取地仓、颊车；对侧合谷、手三里。

二、刺灸方法的选择

刺灸法是针灸处方的第二组成要素，包括疗法的选择、操作方法的选择、治疗时机的选择。

1. 疗法的选择

是针对患者的病情和具体情况而确立的治疗手段。

2. 操作方法的选择

当确立了疗法后，要对疗法的操作进行说明。

3. 治疗时机的选择

治疗时机是提高针灸疗效的重要方面。

第四节　特定穴的内容和应用

特定穴是指十四经中具有特殊性能和治疗作用并有特殊称号的腧穴，包括五输穴、原络穴、俞募穴、下合穴、郄穴、八会穴、八脉交会穴。

一、五输穴的临床应用

五输穴是指十二经脉分布在肘、膝关节以下的井、荥、输、经、合五个特定腧穴，共 60 个。古人把经气在经脉中的运行比作自然界之水流，具有由小到大、由浅入深的特点。五输穴从四肢末端向肘膝方向依次排列。

五输穴不仅有经脉归属，而且具有自身的五行属性，按照"阴井木""阳井金"的规律进行配属。

1. 按五输穴的主病特点选用

(1)《内经》："荥输治外经，合治内腑""治脏者治其输，治腑者治其合"。

（2）《内经》："病在脏者取之井；病变于色者，取之荥；病时间时甚者，取之输；病变于音者，取之经；经满而血者，病在胃及以饮食不节得病者，取之于合。"

（3）《难经》："井主心下满，荥主身热，输主体重节痛，经主喘咳寒热，合主逆气而泄。"

2. 按五行生克关系选用

五输配属五行。《难经》："虚者补其母，实者泻其子。"

（1）本经子母补泻法　确定发病脏腑，辨别病证虚实，确定病变脏腑的五行属性，确定子、母穴及五行属性。

（2）他经子母补泻法　确定发病脏腑，辨别病证虚实，确定病变脏腑的五行属性，确定子经子穴、母经母穴及五行属性。

3. 按时选用

（1）《难经·七十四难》："春刺井，夏刺荥，季夏刺输，秋刺经，冬刺合。"春夏阳气在上——浅刺井荥；秋冬阳气在下——深刺经合。

（2）子午流注针法

二、原穴、络穴的临床应用

原穴是指脏腑原气输注、经过、留止的部位，共有 12 个。络穴是指由经脉别出部位的腧穴，也是表里两经联络之处，共有 15 个。

1. 原穴的应用

（1）诊断　《灵枢·九针十二原》："五脏有疾也，应出十二原。"

（2）治疗　原穴主要用于治疗相关脏腑的疾病。"凡此十二原者，主治五脏六腑之有疾者也""五脏有疾，当取之十二原"。

2. 络穴的应用

治疗本经的疾病；治疗表里两经的病证，络穴扩大了经脉的主治范围。

原络穴配穴法又称为"主客原络配穴法"，是表里配穴法的一种。先病脏腑为主取原穴，后病脏腑为客取络穴。

三、俞穴和募穴的临床应用

俞穴是指脏腑之气输注之处，均位于背腰部，共 12 个。募穴是指脏腑之气汇聚之处，位于胸腹，共 12 个。

俞穴的应用是用于诊断和治疗。治疗相关脏腑病变；治疗与对应脏腑经络相联属的组织器官疾患；多用于治疗五脏的虚证。《难经·六十七难》："阴病行阳。"阴病：五脏病；行阳：反映于背部。

募穴的应用是用于诊断和治疗。治疗相应脏腑急证、痛证、实证；多用于治疗六腑的实证。《难经·六十七难》："阳病行阴。"阳病为六腑病，行阴则反映于胸腹部。

某脏腑有病选取相应的背俞和腹募配合使用，又称为"俞募配穴法"。

四、八脉交会穴的临床应用

八脉交会穴是指十二经脉与奇经八脉相通的 8 个腧穴。既治疗相通奇经病证，又可治疗两脉相合的病证。

五、八会穴的临床应用

八会穴是指人体脏、腑、气、血、筋、脉、骨、髓等精气汇聚的 8 个穴位。其应用是治疗有关组织、脏腑的病证。

六、郄穴的临床应用

郄穴是指经脉之气深聚的腧穴，共 16 个。其临床用于诊断和治疗。

（1）治疗本经脉、本脏腑的急性、发作性、疼痛性病证。阴郄治血证，孔最、阳郄治痛证。

（2）郄会配穴（与八会穴相配）。如治疗肺病咳血，取孔最、膈俞；治疗急性胃痛，取梁丘、中脘。

七、下合穴的临床应用

下合穴是指六腑之气合于下肢足三阳经的腧穴，共 6 个。临床上，六腑相关的疾病常选其相应的下合穴治疗。《内经》载："合治内腑。"

八、交会穴的临床应用

交会穴是指两经或两条以上经脉相交、会合部位的腧穴，共 95 个。其临床用于治疗本经和交会经脉的病证。

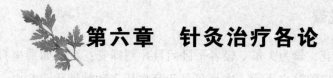

第六章　针灸治疗各论

第一节　内科病证

一、中风

本病以突然昏仆，不省人事或口眼歪斜、半身不遂，语言不利为主症。其发生多由肝阳偏亢、气血上逆所致。中风包括脑溢血、脑血栓形成、脑栓塞等脑血管意外疾病。

1. 闭证

【主治】神志昏沉，牙关紧闭，两手紧握，面赤气粗，喉中痰鸣，二便闭塞，脉弦滑而数。

【治法】取督脉和十二井穴为主，平肝息风，开窍启闭，用毫针泻法或点刺出血。

【处方】水沟、十二井、太冲、丰隆、劳宫。

【方歌】闭证督脉十二井，水沟太冲隆劳宫。

【加减】牙关紧闭，加颊车、下关、合谷；语言不利，加哑门、廉泉、通里、关冲；两手握固，加合谷。

2. 脱证

【主治】目合口张，手撒遗溺，鼻鼾息微，四肢逆冷，脉象细弱等。

【治法】取任脉经穴为主，用大艾炷灸之。

【处方】关元、神阙（隔盐灸）。

【方歌】脱证关元神阙灸。

【附注】①凡年高形盛气虚，或肝阳亢越，自觉头晕、指麻者，宜注意饮食起居，并针灸风市、足三里等穴作为预防措施；②指导病患进行瘫痪肢体的功能锻炼，并配合推拿、理疗；③脑血管意外急性期应采取综合治疗措施。

二、眩晕

眩是眼花，晕为头晕。轻者平卧闭目片刻即安；重者如乘坐舟车，旋转起伏不定，以致站立不稳。本证可见于高血压、动脉硬化、贫血、神经官能症、耳源性疾病及脑部肿瘤等。

1. 气血不足

【主症】头晕目眩，两目昏黑，泛泛欲吐，四肢乏力，面色㿠白，心悸失寐，怯冷蜷卧，微细。

【治法】以培补脾肾两经为主，用补法，可灸。

【处方】脾俞、肾俞、关元、足三里。

【方歌】气血不足眩晕记，关元脾俞肾三里。

2. 肝阳上亢

【主症】头晕目眩，泛泛欲吐，腰膝酸软，舌红脉弦。

【治法】取肝胆两经为主，针用泻法。

【处方】风池、肝俞、肾俞、行间、侠溪。

【方歌】肝阳上亢头晕眩，风池肝俞肾行间。

3. 痰湿中阻

【主症】头晕目眩，胸痞欲呕，纳差，心烦苔厚腻，脉滑。

【治法】和中化浊为主，针用泻法。

【处方】中脘、内关、丰隆、解溪。

【方歌】痰湿中阻需运脾，丰隆中脘关解溪。

三、头痛

头痛系患者的一种自觉症状。常见于高血压、颅内肿瘤、神经机能性头痛、感染性发热性疾病等。

1. 风袭经络

【主症】发时痛势阵作，如锥如刺，痛有定处，甚则头皮肿起成块，一般无其他兼症。

【治法】按头痛部位分经取穴。毫针刺用泻法、留针。

【处方】巅顶部：百会、通天、阿是穴、行间。

前头部：上星、头维、阿是穴、合谷。

后头部：后顶、天柱、阿是穴、昆仑。

【方歌】风邪袭络头痛巅，通天百会与行间，后顶天柱昆仑穴，阿是均用要记全。

2. 肝阳亢逆

【主症】头痛目眩，尤以头之两侧为重；心烦善怒，面赤口苦，脉弦数，舌红苔黄。

【治法】取足厥阴、少阳经穴为主。用泻法。

【处方】风池、百会、悬颅、侠溪、行间。

【方歌】肝阳头痛取肝胆，风百悬颅侠行间。

3. 气血不足

【主症】痛势绵绵，头目昏重，神疲无力，面色不华，喜暖畏冷，操劳或用脑过度则加重，脉强弱，苔薄白。

【治法】取任、督经穴和背俞穴为主。毫针刺用补法，可灸。

【处方】百会、气海、肝俞、脾俞、肾俞、合谷、足三里。

【方歌】气血不足头痛补，任督背俞穴为主，百会气海足三里，肝脾肾俞与合谷。

【附注】如针灸治疗头痛多次，无效或继续加重者，应考虑有无颅脑病变，需及时治疗原发病。

四、面瘫

即面神经麻痹，临床以周围性面瘫为多见。

【主症】起病突然，每在睡眠醒来时，发现一侧面部板滞、麻木、瘫痪，不能做蹙额、皱眉、露齿、鼓颊等动作。口角向健侧歪斜、露晴流泪、额纹消失、患侧鼻唇沟变浅或消失。少数病人初起时有耳后、耳下及面部疼痛。严重者可出现患侧舌前2/3味觉减退或消失，听觉过敏等。

【治法】以手足阳明经为主，手足少阳、太阳经为辅，采取局部取穴与循经远取相结合的方法。近取诸穴酌予浅刺、平刺透穴或斜刺。

【处方】风池、阳白、攒竹、四白、地仓、合谷、太冲。

【加减】鼻唇沟平坦加迎香；人中沟歪斜加人中；颏唇沟歪斜加承浆；乳

突部疼痛加翳风。

【方歌】面瘫阳明辅少阳，风合太翳颊地仓。

五、感冒

感冒是指以鼻塞、流涕、喷嚏、咳嗽、头痛、恶寒、发热、全身不适等为特征的常见外感性疾病。

1. 风寒感冒

【主症】头痛，四肢酸楚，鼻塞流涕，咽痒咳嗽，咯稀痰，恶寒发热（或不热），无汗，脉浮紧，舌苔薄白。

【治法】取手太阴、阳明和足太阳经穴为主，毫针浅刺用泻法；体虚者平补平泻，并可用灸。

【处方】列缺、风门、风池、合谷。

【方歌】风寒感冒风门池，列缺合谷一并治。

2. 风热感冒

【主症】发热汗出，微恶寒，咳嗽痰稠，咽痛，口渴，鼻燥，脉浮数，苔薄微黄。

【治法】取手太阴、阳明、少阳经穴为主。毫针浅刺用泻法。

【处方】大椎、曲池、合谷、鱼际。

【方歌】风热感冒椎曲池，合谷鱼际外关使。

六、咳嗽

咳嗽是肺系疾患中的主要症状，以咳嗽、咳痰为其特征。肺气上逆作声，有声无痰为咳，有痰无声为嗽，一般多声痰并见，故以咳嗽并称。

【治则】疏风解表。

【处方】主穴——肺俞、列缺 合谷、太渊、中府

【歌诀】外感咳嗽大肠肺，肺俞列缺合谷配；痰湿侵肺内伤咳，手足太阴经穴得，肺俞太渊章门用，太白丰隆疗效可；肝火烁肺内伤咳，阳陵太冲肺尺泽。

七、哮喘

哮病是指以喉中痰鸣有声，呼吸急促，甚至喘息不得平卧为主症的一种

发作性肺系疾患。"大抵哮以声响明，喘以气息言。"临床上喘未必兼哮，而哮必兼喘。

1. 实证

【主症】风寒外袭，症见咳嗽、咯吐稀痰、形寒无汗、头痛口不渴、脉浮紧、苔薄白；因痰热者，多见咯痰黏腻色黄、咯痰不爽、胸中烦满、咳引胸痛，或见身热口渴、大便秘结、脉骨数、苔黄腻。

【治法】取手太阴经穴为主。毫针刺用泻法，风寒可酌用灸法；痰热可兼取足阳明经穴，不宜灸。

【处方】膻中、列缺、肺俞、尺泽。风寒加风门；痰热加丰隆；喘甚加天突、定喘。

【方歌】实喘膻中列缺，肺俞尺泽并列。

2. 虚证

【主症】病久肺气不足，症见气息短促、语言无力，动则汗出，舌质淡或微红，脉细数或软无力。如喘促日久，以致肾虚不能纳气，则神疲气不得续，动则喘息、汗出、肢冷、脉象沉细。

【治法】调补肺肾之气为主。毫针用补法，可酌情用灸。

【处方】肺俞、膏肓俞、气俞、足三里、太渊、太溪。

【方歌】虚喘肺肓太渊溪，气海肾俞足三里。

【附注】①哮喘伴有支气管炎者，应在哮喘发作缓解后，积极治疗支气管炎；②作发严重或持续不解者，应配合药物治疗；③须注意预防，气候转冷及时添衣；过敏体质应注意避免接触致敏原和过敏食物。

八、心悸

心悸是指以自觉心中悸动不安，甚至不能自主的一种病证，又称为"惊悸""怔忡"。惊悸常因受惊恐而发，时作时止，不发时如常人，病情较轻；怔忡与惊恐无关，心中跳动不安，终日不止，稍劳尤甚，病情较重。惊悸迁延日久可发展为怔忡。

1. 心虚胆怯

【主症】心中悸动不安，善惊易恐，常因惊恐而诱发，气短自汗，神倦乏力，夜寐不宁，而易惊醒，舌淡苔薄白，脉弦细。

【治法】宁心安神定悸。

【处方】大陵、胆俞穴、足三里。

2、心脾两虚

【主症】心悸不安，失眠健忘，头晕目眩，面色少华，神疲乏力，胸闷食少，舌淡红苔薄白，脉弱。

【治法】补益心脾，益气养血。

【处方】神门、郄门、心俞、内关、巨阙、脾俞、膈俞、足三里。

3. 阴虚火旺

【主症】心悸不宁，心中烦热，少寐多梦，思虑劳心则加重，头晕目眩，腰酸耳鸣，手足心热，舌红苔少，脉细数。

【治法】滋补肾阴，以济心火。

【处方】神门、郄门、心俞、内关、巨阙、太溪、肾俞、厥阴俞。

4. 心血瘀阻

【主症】心悸怔忡，胸闷不舒，心痛阵作，唇甲青紫，舌紫暗或有瘀斑，脉细涩或结代。

【治法】活血化瘀。

【处方】神门、郄门、心俞、内关、巨阙、膈俞、血海、膻中。

5. 心阳虚弱

【主症】心悸不安，动则尤甚，胸闷气短，畏寒肢冷，面色苍白，舌淡苔白，脉沉细迟或结代。

【治法】温补心阳而定悸。

【处方】神门、郄门、心俞、内关、巨阙、关元、肾俞。

6. 痰火扰心

【主症】心悸时发时止，烦躁不安，失眠多梦而易惊醒，便结尿赤，舌红苔黄，脉滑数。

【治法】化痰和中，清热泻火。

【处方】神门、郄门、心俞、内关、巨阙、丰隆、尺泽、胆俞。

7. 水气凌心

【主症】心悸怔忡，胸闷喘息，不能平卧，咳吐大量泡沫痰涎，眩晕，面浮肢肿，尿少，舌淡苔白滑，脉弦滑。

【治法】健脾利湿。

【处方】神门、郄门、心俞、内关、巨阙、中脘、阳陵泉、三焦俞。

【歌诀】心悸怔忡心肝经，心俞巨阙郄神清。

九、不寐

不寐指以经常不易入睡或睡不深熟为特征的一种病证。

【主症】难以入寐，寐而易醒，醒后不易再睡，亦有时寐时醒或彻夜不寐等。病因不同，各有兼症；如属心脾亏损，则为多梦易醒、心悸、健忘、易汗出、脉多细弱；肾虚则头晕、耳鸣、遗精、腰酸、舌红、脉细数；心胆气虚则见心悸多梦、喜惊易恐、舌淡、脉弦细；情志抑郁，肝阳上扰，则急躁易怒、头晕、头痛、胁胀胀痛、脉弦；胃中不和，则见脘闷嗳气或脘腹胀痛、苔厚腻，脉滑。

【治法】以安神为主。根据辨证选穴，针用补法或平补平泻法，或针灸并用。

【处方】神门、三阴交。心脾亏损，加心俞、厥阴俞、脾俞；肾亏，加心俞、太溪；心胆气虚，加心俞、胆俞、大陵、丘墟；肝阳上扰，配肝俞、间使、太冲；脾胃不和，配伍胃俞、足三里。

十、胸痹

胸痹是指以胸闷疼痛，甚至胸痛彻背，短气喘息为主症的病证，多发于中老年人。西医学的冠状动脉粥样硬化性心脏病、慢性支气管炎、肺气肿等其临床表现与本病相符时，可参照本节辨证论治。

【治则】宣痹通阳，通络止痛。

【主穴】内关、通里、心俞、厥阴俞、巨阙、膻中。

【配穴】

心血瘀阻证—活血化瘀，通络止痛—加膈俞、阴郄。

寒凝心脉证—辛温通阳，开闭散寒—加神阙、气海。

痰浊内阻证—通阳泄浊，豁痰开结—加中脘、丰隆。

心气虚弱证—益气养阴，活血通络—加气海、足三里。

心肾阴虚证—滋阴益肾，养心安神—加阴郄、太溪。

心肾阳虚证—益气温阳，活血通络—加关元、命门、肾俞。

肝气郁结证—疏肝解郁——加太冲、期门。

十一、郁证

郁证是指以心情抑郁、情绪不宁、胸部满闷、胁肋胀满，或易怒易哭，喜怒无常，或咽中如有物阻塞等为主症的一类病证。

【治则】调神理气，疏肝解郁。

【主穴】水沟、内关、神门、太冲。

【配穴】

肝气郁结——疏肝理气解郁——加肝俞、期门。

气郁化火——清肝泻火，解郁和胃——加行间、侠溪、外关。

痰气郁结——化痰利气解郁——加丰隆、阴陵泉、天突、廉泉。

心脾两虚——健脾养心，益气补血——加心俞、脾俞、足三里、三阴交。

肝肾亏虚——滋阴清热，镇心安神——加太溪、三阴交、肝俞、肾俞。

十二、癫狂

1. 癫证

多由思虑太过、情怀抑郁，以致肝失条达、脾气不运、津液凝滞为痰、痰浊上逆、神明失常，发为癫证。

【主症】沉默呆滞，精神抑郁，表情淡默，或喃喃自语，语无伦次；或时悲时喜，哭笑无常，胡思乱想，多疑易惊，不思饮食，舌苔薄腻，脉弦细或弦滑。

【治法】取背俞穴为主，佐以原、络穴。针用平补平泻法。

【处方】心俞、肝俞、脾俞、神门、丰隆。

2. 狂证

多由所求不遂、肝胃火盛，挟痰上扰，致使神志逆乱、心神失主。

【主症】病起急骤，吵扰不宁，两目怒视，毁物打人，不分亲疏，气力逾常，不思饮食，舌红绛，苔黄腻，脉弦滑。

【治法】取督脉穴为主，兼清痰火，针用泻法。

【处方】大椎、风府、水沟、内关、丰隆。

十三、痫证

痫证是一种发作性神志失常的疾病，俗称羊痫风。

【主症】本病一般多属实证，但反复发作可致正虚。发病之前，可有头晕、胸闷、神疲等先兆，旋即昏仆、不省人事、面色苍白、牙关紧闭、双目上视、手足抽搐、口吐涎沫，甚则二便失禁。发后头昏、肢软、神疲、苔薄腻、脉弦滑、久病则脉细。

【治法】取任脉、督脉为主，佐以豁痰开窍。

【处方】鸠尾、大椎、腰奇、间使、丰隆。

十四、消渴

消渴是以多饮、多食、多尿、身体消瘦，或尿有甜味为特征的病证，典型表现为"三多一少"。根据"三多"轻重不同，可分为上消、中消、下消。男女老幼均可发病，男略多于女。

【治则】清热润燥，养阴生津。

【主穴】肺俞、胃俞、肾俞、足三里、太溪。

【配穴】

燥热伤肺——清热润肺，生津止渴——加鱼际、心俞、少府、太渊。

胃燥津伤——清胃泻火，养阴增液——加中脘、内庭、三阴交。

肾阴亏虚——滋阴固肾——加复溜、肝俞、太冲。

阴阳两虚——补肾益阴，温阳固摄——加阴谷、气海、命门、照海。

十五、胁痛

胁痛是指以一侧或两侧胁肋部疼痛为主要表现的病证，是多种疾病的自觉症状。肝胆位于胁部，故胁痛之病主要责之于肝胆。疼痛性质有胀痛、刺痛、闷痛、隐痛、窜痛等，常反复发作。

【治则】疏肝利胆，活络止痛。

【主穴】期门、支沟、阳陵泉。

【歌诀】胁痛实证是厥阴，少阳期门支沟进，太冲阳陵足三里，肝胆胸胁病是因，虚证肝肾期门寻，行间三里三阴交。

【配穴】

肝气郁结——疏肝解郁——加太冲、肝俞。

肝胆湿热——清热化湿——加中脘、侠溪。

瘀血阻滞——活血化瘀——加膈俞、三阴交、阿是穴。

肝阴不足——滋阴养血，柔肝止痛——加肝俞、肾俞、期门、三阴交、足三里

十六、胃痛

胃痛又称"胃脘痛"，是指以上腹部近心窝处经常发生疼痛为主症的病证。因其疼痛近于心窝部，古人又称作"心痛""胃心痛""心腹痛""心下痛"等，俗称"心口痛"。但与发生于心系之病证"真心痛"有本质的不同，临床上应加以区别。本病病位在胃，与肝、脾关系密切。

【治则】理气和胃止痛。

【主穴】中脘、内关、足三里、公孙。

【配穴】

肝胃郁滞——疏肝解郁——加期门、太冲。

寒邪客胃——温中散寒——加胃俞、梁门。

胃热炽盛——解郁泄热——加内庭、行间。

食滞胃脘——消食导滞——加下脘、里内庭。

瘀血阻滞——行气活血，化瘀通络——加膈俞、血海。

胃阴亏虚——养阴益胃——加脾俞、胃俞、章门、太溪、三阴交。

脾胃虚寒——温中散寒——加灸气海、神阙。

便血加血海；吐血加郄门、膈俞；胃痛剧烈加梁丘；胁痛、嗳气吐酸加阳陵泉、丘墟。

【歌诀】肝气犯胃泻胃肝，中脘期门阳陵泉。胃痛尚用足三里，宽胸解郁是内关；脾胃虚寒背俞任，脾俞胃俞并章门，中脘内关足三里，胃痛诸穴均可针。

十七、腹痛

腹痛是指胃脘以下，脐周四旁，耻骨毛际以上的部位发生的疼痛。其疼痛可由多种腹部脏器疾病引起。腹痛的发生乃由各种原因导致的脏腑功能失调、气血阻滞所致。

【治则】缓急止痛。

【主穴】中脘、足三里、内关、天枢、关元。

【配穴】

寒凝腹痛——温中散寒——加气海、神阙。

食滞腹痛——消食导滞——加下脘、里内庭。

肝郁腹痛——疏肝解郁——加太冲、阳陵泉。

阳虚腹痛——温补中阳——加气海、脾俞、肾俞。

恶寒发热加合谷、风池；吞酸加丘墟。

【歌诀】寒邪内积脾胃任，关元三里足公孙，中脘神阙隔盐灸，腹痛速把上穴针。

腹痛脾阳不振，中脘气海章门，脾俞胃俞足三里，诸穴出自背俞任。

腹痛饮食停，取任脉阳明，中脘天枢足三里，气海里内庭。

十八、呕吐（附：呃逆）

【主症】寒客胃脘，时吐清水或稀涎，进食则吐，苔白脉迟，喜暖畏寒，或大便溏薄。热蕴则为多食即吐，呕吐酸苦热臭，口渴，喜寒恶热，便秘脉数苔黄，多见胸痞眩晕，呕吐痰涎，或见心悸，苔白脉滑。宿食不消，则见脘腹胀满或疼痛，食入更甚，嗳气食臭，便秘矢气，苔厚腻，脉滑实。肝气横逆，多见胁痛呕酸、脉弦。胃气虚弱，则呕吐时作，食不甘味，纳少，便溏，神疲，脉弱，苔薄腻。

【治法】取足阳明经穴为主。寒者留针多灸；热则疾出不灸；肝气犯胃，泻足厥阴经穴，补足阳明经穴；中虚宜兼补脾气。

【处方】中脘、内关、足三里、公孙。热吐，加合谷、金津、玉液；寒吐，加上脘、胃俞；痰饮，加膻中、丰隆；食积者，配下脘、璇玑；肝逆，则加太冲；中气虚者，兼用脾俞、章门。

附：呃逆

呃逆多由邪气与积滞中阻，或暴怒气逆，胃膈气失宣降所致。主症为呃感连续，声短而频。如偶发者不治自愈。如发作不止，则宜宽膈和胃，降逆调气。可取内关、足三里，或加巨阙、膈俞。

十九、泄泻

泄泻又称腹泻，是指大便次数增多，便质稀溏或呈水样。包括急慢性肠炎、肠结核等疾患。

1. 急性泄泻

【主症】若偏寒湿则粪质清稀、水谷相杂、肠鸣腹痛、口不渴、身寒喜温、脉迟、舌苔白滑；偏于湿热则所下黄糜热臭、腹痛、肛门灼热、尿短赤、脉濡数、舌苔黄腻或兼有身热口渴等。

【治法】以疏调肠胃气机为主。偏寒者可留针，并用艾条灸或隔姜灸；偏热者用泻法。

【处方】中脘、天枢、足三里、阴陵泉。

2. 慢性泄泻

【主症】如属脾虚，则面色萎黄，神疲肢软，纳差，喜暖畏寒，便溏，脉濡缓无力，舌嫩苔白；肾虚，则每日黎明前，腹微痛、痛即欲便，或腹鸣而不痛，腹部与下肢畏寒，脉沉细，舌淡、苔白。

【治法】以健脾胃与温肾阳为主。针用补法，可多灸。

【处方】脾俞、中脘、章门、天枢、足三里；肾虚者加命门、关元。

【歌诀】急性泄泻阴陵泉，天枢上巨虚中脘；慢性泄泻脘天枢，章门足三里脾俞。

二十、便秘

粪便常在肠内滞留 2 天以上，粪质坚硬，排便时艰涩难下者，称为便秘。便秘分为实秘、虚秘。

【主症】实秘：便次减少，常须三五日一行或更长时间。便则努争，坚涩难下。如属热邪壅结，则身热、烦渴、口臭、喜凉、脉滑实、苔黄燥；气机郁滞者，每见胁腹胀满或疼痛、噫气频作、纳食减少、脉弦、苔薄腻。

虚秘：属气血虚弱，则见面色唇甲皖白无华、头眩心悸、神疲气怯、舌淡苔薄、脉虚细等。如阴寒凝结，则腹冷痛、喜热畏寒、脉沉迟，舌苔白润。

【治法】取大肠经俞、募穴及下合穴为主。实秘用泻法，虚秘针用补法，寒秘可则灸。

【处方】大肠俞、天枢、支沟、上巨虚。热结，加合谷、曲池；气滞，加中脘、行间；气血虚弱，加脾俞、肾俞；寒秘，灸气海、神阙。

二十一、痢疾

本病为常见的肠道传染病。临床以腹痛、里急后重、痢下赤白脓血为主症。一般分为湿热痢、寒湿痢、噤口痢、休息痢等。

【主症】湿热痢主症为腹痛、下痢赤白、里急后重，并兼见肛门灼热、尿短赤、脉滑数、苔黄腻或恶寒发热、心烦口渴等。寒湿痢则下痢黏白冻、喜暖畏寒、胸脘痞闷、口淡不渴、苔白腻、脉濡缓或迟。噤口痢主症为痢下赤白，饮食不进，食则呕恶。休息痢则久延不愈，屡发屡息，或轻或重，下痢脓血、腹痛、里急后重，休止则大便时干时稀。

【治法】取手足阳明经穴为主。毫针刺用泻法，偏寒者加灸，久痢宜兼顾脾肾。

【处方】合谷、天枢、上巨虚（或足三里）。湿热痢，加曲池、内庭；寒湿痢，加中脘、气海；噤口痢，加中脘、内庭；休息痢，兼用脾俞、胃俞、关元、肾俞。

二十二、癃闭

本病以排尿困难，甚或小便闭塞不通为主症。病势缓、点滴而下者谓之"癃"，病势急小便不通、欲溲不下者称为"闭"。

1. 肾气不足

【主症】小便淋沥不爽，排尿无力，面色㿠白，神气怯弱，腰膝酸软，舌淡，脉沉细而尺弱。

【治法】以取足少阴经穴为主，辅以膀胱经背俞穴，针用补法或用灸。

【处方】阴谷、肾俞、三焦俞、气海、委阳。

2. 温热下注

【主症】小便量少，热赤，甚至闭塞不通，小腹胀，口渴，舌红苔黄，脉数。

【治法】以取足太阴经穴为主，针用泻法、不灸。

【处方】三阴交、阴陵泉、膀胱俞、中极。

3. 外伤

【主症】小便不利，欲解不下，小腹胀满，有外伤或手术病史。

【治法】以通调膀胱气机为主，针灸酌选。

【处方】中极、三阴交。

二十三、阳痿

【主症】阴茎痿软不能勃起或勃起不坚。常伴头晕目眩、面色㿠白、神疲腰膝酸软、脉细弱等症。

【治法】以补肾气为主，针用补法或针灸并用。

【处方】肾俞、命门、三阴交、关元。

【附注】本病多属功能性，因此在治疗时可加强思想工作，治疗时停止房事。

二十四、淋证

淋证是指以小便频数、淋沥刺痛、溲之不尽为主症的病症，包括西医学的泌尿系感染和泌尿系结石等病。

【主症】排尿时茎中涩痛，淋漓不尽，或见小腹胀满，点滴难下，甚或突然腰痛，有兼尿中见血，或尿时夹砂石，或小便浑浊，黏稠如膏。亦有不耐劳累，遇劳而发作者。

【治法】以疏利膀胱气血、利尿定痛为主，针用泻法或平补平泻。

【处方】膀胱俞、中极、阴陵泉、行间、太溪。

【加减】如尿血加血海、三阴交；小便如膏加肾俞、照海；少腹痛满加曲泉；尿中结石加委阳、然谷；遇劳即发者去行间，加灸百会、气海。

二十五、遗精

遗精可分为梦遗和滑精。凡有梦而遗精者为梦遗，无梦而精自滑出者为滑精。

【主症】梦遗每在睡梦中发生，遗泄、睡眠不安、阳事易举。如久遗而又频繁者，可有头晕、精神不振、耳鸣腰酸等症。滑精则不拘昼夜，动念则常有精液滑出，形体瘦弱，脉细软，甚至心悸、阳痿等。

【治法】梦遗以交通心肾为主，针用平补平泻法；滑精以补肾为主，针用补法或针灸并用。

【处方】关元、大赫、志室。梦遗，加心俞、神门、内关；滑精，加肾俞、太溪、足三里。

二十六、腰痛

腰痛是指以自觉腰部疼痛为主症的病，又称为"腰脊痛"。腰痛可见于任何年龄，是临床常见症状之一。本节所要论述的腰痛主要与感受寒湿、损伤和肾虚等因素有关。

【治则】健腰止痛。

【主穴】肾俞、大肠俞、腰眼、委中、阿是穴。

【歌诀】太阳督脉治腰痛，肾俞夹脊是委中。

【配穴】

寒湿腰痛——温经散寒——加腰阳关、风门。

瘀血腰痛——舒筋活血——加膈俞、承山。

肾虚腰痛——益肾壮腰——加命门、志室。

急性腰扭伤，加水沟。

二十七、坐骨神经痛

坐骨神经痛是指在坐骨神经通路及其分布区的疼痛，可由多种病因引起。

【主症】一侧腰腿部阵发性或持续性疼痛。主要是臀部、大腿后侧、小腿后或外侧及足部发生烧灼样或针刺样疼痛，行动时加重。直腿抬离试验阳性。

【治法】取足太阳和足少阳胆经穴为主。一般均用泻法，亦可配合灸治或拔罐。

【处方】肾俞、大肠俞、夹脊、秩边、环跳、殷门、委中、承山、阳陵泉。

二十八、痹证

外邪侵袭经络，气血闭阻不畅，引起关节、肢体等处出现酸、痛、麻、重及屈伸不利等症状，名为痹证。包括风湿热、风湿性关节炎、类风湿性关节炎、纤维组织炎及神经痛等。

【主症】风寒湿痹，症见关节酸痛或部分肌肉酸重麻木，迁延日久可致肢体拘急，甚则关节肿大。可分为以下三型。

行痹：肢体关节走窜疼痛，痛无定处，有时兼有寒热，舌苔黄腻，脉浮。

痛痹：遍身或局部关节疼痛，痛有定处，得热稍缓，遇冷则剧，苔白，脉弦紧。

着痹：关节酸痛，肌肤麻木，痛有定处，阴雨风冷每可使其发作，苔白腻，脉濡缓。

热痹：关节酸痛，局部热肿，痛不可触，关节活动障碍，可涉及单或多个关节，兼有发热、口渴、苔黄燥、脉滑数等症状。

【治法】以循径与患部穴为主，亦可采用阿是穴。行痹、热痹用毫针泻法浅刺；痛痹多灸，深刺留针，如疼痛剧烈的可隔姜灸；着痹针灸并施或兼有温针和拔罐等法。

【处方】

肩部：肩髎、肩髃、肩髃。

肘臂：曲池、合谷、天井、外关、尺泽。

腕部：阳池、外关、阳溪、腕骨。

背脊：水沟、身柱、腰阳关。

脾部：环跳、居髎、悬钟。

股部：秩边、承扶、阳陵泉。

膝部：犊鼻、梁丘、阳陵泉、膝阳关。

踝部：申脉、照海、昆仑、丘墟。

行痹加膈俞、血海；痛痹加肾俞、关元；着痹加足三里、商丘；热痹加大椎、曲池。

二十九、痿证

痿证，是指肢体痿弱无力，不能随意活动或伴有肌肉萎缩的一类病证。常见于多发性神经炎、小儿麻痹后遗症、早期急性脊髓炎、重症肌无力、癔病瘫及周期性瘫痪等。

【主症】四肢筋肉弛缓无力，失去运动功能。初起多有发热，继则上或下肢，偏左或偏右，痿软无力；重者下肢完全不能运动，肌肉日渐瘦削，但无疼痛症状。肺热，兼有发热、咳嗽、口渴、尿黄、舌红苔黄、脉细数；湿热，兼有身重、小便混浊、胸闷，或两足发热、得冷则舒、舌苔黄腻、脉濡数；肝肾两亏，兼有腰脊酸软、遗精、早泄、头晕目眩、脉细数、舌红。

【治疗】以取阳明经穴为主。上肢多取手阳明，下肢多取足阳明（参阅中风治法）。属肺热及湿热者，单针不灸用泻法；肝肾阴亏者，针用补法。

【处方】

上肢：肩髃、曲池、合谷、阳溪。

下肢：髀关、梁丘、足三里、解溪。

肺热者，加肺俞、尺泽；湿热型，加阴陵泉、脾俞；肝肾两亏者，加肝俞、肾俞、悬钟、阳陵泉；发热者，加大椎。

三十、中暑

1. 轻症

【主病】身热少汗，头晕，头痛，胸闷，恶心，烦渴，倦怠思睡，舌苔白腻，脉濡数。

【治法】取督脉和手阳明经穴为主，毫针刺用泻法。

【处方】大椎、曲池、合谷、内关。

2. 重症

【主症】壮热口渴，唇燥肤热，烦躁神昏，甚至转筋，抽搐，苔黄，舌红，脉洪数；气阴两脱，则见面色苍白，汗出气短，四肢抽搐，神志不清，舌淡，脉细数。

【治法】取督脉和任脉经穴为主。暑热蒙心针刺用泻法，气阴两脱可用灸法。

【处方】百会、人中、十宣、曲泽、委中、阳陵泉、承山、神阙、关元。转筋者，近取筋会、阳陵泉和承山穴以舒筋解痉。气阴两脱急取神阙、关元艾灸以回阳救逆。渴饮加金津、玉液以清热生津。

第二节 妇儿科病证

一、月经不调

月经不调是指以月经周期异常为主症的月经病。临床上，将经期提前称为月经先期，又称为经早；将经期延后称为月经后期，又称为经迟；将月经先后无定期，称为经乱。常伴有经量、经质、经色的异常，为妇科常见病之一。本病与肝、脾、肾三脏及冲、任二脉关系密切。冲任失调是本病的主要病机。

【治则】气虚、血虚、肾虚者，益气养血，补肾调经；气郁、血热者，疏肝理气，清热调经；血寒者，温经散寒，调理冲任。取任脉、足太阴脾经穴为主。

【主穴】关元、血海、三阴交。

【配穴】气虚，加足三里、脾俞、气海；血虚，加足三里、脾俞、膈俞；肾虚，加太溪、肾俞；气郁，加太冲、期门；血热，加行间、地机；血寒，加归来、命门。

二、痛经

妇女在行经前后或行经期间，少腹部出现较剧烈的疼痛，称为痛经。

1. 实证

经行不畅，少腹疼痛。如腹痛拒按，经色紫而夹有血块，下血块后痛即缓解，脉沉涩，为血瘀；胀甚于痛，或胀连胸胁，胸闷泛恶，脉弦，为气滞。

【治法】取任脉、足太阴经穴为主。毫针刺用泻法，酌量用灸。

【处方】中极、次髎、地机、三阴交。

2. 虚证

腹痛多在经净后，痛势绵绵不休；少腹柔软喜按，经量减少；每伴腰酸肢倦、纳少、头晕、心悸、脉细弱、舌淡。

【治法】取任、督脉，足少阴和足阳明经穴。毫针刺用补法，并灸。

【歌诀】痛经实中极、次髎和地机；命门肾治痛经虚，关元、大赫、足三里。

三、经闭

经闭是指女子年逾 16 周岁月经尚未来潮，或已行经而又中断 3 个月经周期以上者。中医学称本病为"女子不月""月事不来""经水不通""经闭"。本病与肝、脾、肾三脏关系密切。

【治则】肝肾亏虚、气血不足者，补益肝肾，充养气血；气滞血瘀、寒湿凝滞者，活血化瘀，温经散寒。

【主穴】天枢、关元、合谷、三阴交。

【配穴】肝肾亏虚，加肝俞、肾俞、太溪；气血不足，加气海、血海、足三里、脾俞；气滞血瘀，加期门、太冲、膈俞；寒湿凝滞，加中极、命门、大椎。

四、崩漏

崩漏是指以女性非行经期间阴道突然大量出血或淋漓下血不断为特征的病证。突然出血、来势急骤、出血量多者，为"崩"，又称"崩中"；淋漓下血、来势缓慢、出血量少者，为"漏"，又称"漏下"。本病的病机主要是冲任损伤，不能制约经血，以致经血从胞宫非时妄行。本病病变涉及冲、任二脉和肝、脾、肾三脏。

【治则】调理冲任，固摄止血。

【主穴】关元、三阴交、血海、膈俞、隐白。

【歌诀】崩漏取脾及任脉，关元三阴交隐白。

【配穴】

血热内扰——清热凉血——加期门、行间、大敦。

气滞血瘀——行气化瘀——加合谷、太冲。

气血不足——补益气血——加足三里、脾俞、气海。

肾阳亏虚——温肾壮阳——加气海、命门。

阴虚火旺——滋阴清热——加太溪、阴谷。

五、带下病

带下病是指女性阴道内白带明显增多，并见色、质、气味发生异常为特征的妇科病证，可伴有全身或局部症状，又称"带证"。湿邪是导致本病的主要原因，任脉损伤、带脉失约是带下病的病机关键。

【治则】固摄带脉，利湿化浊。

【主穴】带脉、关元、三阴交、白环俞。

【歌诀】带下取脾及任带，带脉白环交气海。

【配穴】

脾虚湿困——健脾益气，利湿止带——加足三里、阴陵泉。

肾阳不足——温补肾阳——加肾俞、命门、次髎。

肾阴亏虚——滋阴清热——加肾俞、太溪。

湿热下注——清热除湿——加中极、阴陵泉。

六、胎位不正

指妊娠 30 周后，胎儿在子宫体内位置不正，常见于经产妇或腹壁松弛的孕妇。产妇本身多无自觉症状，经产科检查后才能确诊。

【治法】选至阴穴，以艾条灸两侧至阴穴 15～20 分钟。每天 1～2 次，至胎位转正为止。据报道，成功率达 80% 以上，以妊娠 7 个月者成功率最高。

附注：胎位不正原因很多，须详细检查。如因骨盆狭窄、子宫畸形等引起，应作其他处理。

七、不孕症

不孕症是指育龄妇女与配偶同居 2 年以上，配偶生殖功能正常，未避孕而不受孕；或曾有孕育史，未避孕又 2 年以上未再受孕者。前者称为"原发性不孕"，后者称"继发性不孕"。本病主要有肾虚、肝郁、痰湿、血瘀致冲任气血失调，胞宫不能摄精成孕所致。

【治则】肾阳亏虚者，温补肾阳，暖宫散寒；精血亏虚者，滋阴养血，调理冲任；气滞血瘀者，疏肝解郁，理血调经；痰湿阻滞者，化痰除湿，理血调经。

【主穴】关元、归来、三阴交、秩边。

【配穴】肾阳亏虚，加肾俞、命门；精血亏虚，加足三里、太溪、血海；气滞血瘀，加太冲、膈俞；痰湿阻滞，加丰隆、阴陵泉。

【操作】毫针刺，实证用泻法，虚证用补法，寒者加灸。秩边穴要求针尖朝向前阴方向刺入 2～3 寸，针感向前阴放散为佳。每日 1 次，留针 20～30 分钟。

八、慢惊风

慢惊风多出现于久病中虚或大病之后，以抽风、形瘦、腹泻等为主要症状，亦多见于 3 周岁以内小儿，症情颇为严重。本病多见于伤寒、久疟、久痢以及吐泻之后，或由脾胃素弱，饮食积滞，或过服寒凉攻伐药物，使正气受戕，脾阳衰竭，均能引起土虚木贼，以致虚风内动，筋脉拘急。也有因急惊风失治转变而来。

【主症】面黄肌瘦，精神委顿，肢体倦怠，呼吸微缓，口鼻气冷，不思饮食，囟门低陷，昏睡露睛，四肢厥冷，或有吐逆，溲清便溏，或完谷不化，时有颈项强直，手足抽搐，脉象沉迟无力，舌色淡白，指纹青淡。

【治疗】取任脉、足阳明经穴为主。毫针刺，用补法，并灸。

九、小儿遗尿

小儿遗尿是指以年满 3 周岁，具有正常排尿功能的小儿，睡眠中小便自遗，醒后方觉为特征的疾病，也称"夜尿症""尿床"。本病主要由气虚所致，与肺、脾、肾三脏关系密切。

【主症】小儿睡眠中无自觉控制的排尿，轻者几日 1 次，重者每夜 1 ~ 2 次之多为主要症状。

【治则】补益脾肺，温肾固摄。取足太阴经、任脉经穴及足太阳经相应背俞穴为主。

【主穴】中极、关元、三阴交、膀胱俞。

【配穴】肾虚，加肾俞、太溪；脾肺气虚，加足三里、脾俞、肺俞。

十、小儿食积

小儿食积是以小儿不思乳食、食而不化、腹胀呕吐、大便不调为特征的一种胃肠病证，又称"积滞""厌食""不嗜食""恶食"，多见于婴幼儿。食积与伤食、疳积关系密切。若伤于乳食，滞久为积，积久不消，迁延失治，可转化为疳，三者有病情浅深轻重不同，但名异而源一，故有"无积不成疳"之说。本病主要由乳食内积、脾胃受损所致。

【主症】食欲不振，不思饮食，食而不化，腹胀呕吐便溏或便秘，舌苔腻。

【治则】健脾和胃，消积化滞。取经外奇穴、足阳明经穴为主。

【主穴】四缝、中脘、足三里、天枢。

【配穴】食积加里内庭、梁门；脾虚夹积，加脾俞、胃俞；呕吐，加内关。

【操作】毫针刺，乳食内积用泻法，脾虚夹积用补法或平补平泻法。四缝用三棱针点刺，挤出少量黄白相间黏液或血液。每日 1 次，留针 20 ~ 30 分钟。

十一、疳积

疳积是以小儿面黄肌瘦，毛发稀疏枯焦，腹部膨隆，或腹凹如舟，精神萎靡，饮食异常为特征的一种慢性病证，又称"疳积""疳证"。

初起脾胃不和，运化失职，称为"疳气"；继之脾胃虚弱，虫食内积，虚中夹实，称为"疳积"；日久气血虚损，津液消亡，脾胃衰微，出现形瘦干枯，称为"干疳"。甚至病及他脏，元气衰竭，可致阴阳离决之危候。

【主症】面黄肌瘦，毛发稀疏枯焦，腹部膨隆，青筋暴露；或腹凹如舟，精神萎靡，饮食异常等。

疳气：初期面色萎黄，毛发无华，形体略见消瘦，纳呆或多食，精神不振，易发脾气，大便干稀不调，舌淡苔薄白，脉细。

疳积：中期形体消瘦，肚腹膨胀，甚则青筋暴露，面黄发稀，精神不振或烦躁不宁，或伴动作异常，食欲不振，或多食善饥，或嗜食生米、泥土等异物，大便下虫，舌淡苔薄腻，脉细滑。

干疳：晚期极度消瘦，如皮包骨，呈老人貌，皮肤干枯起皱，腹凹如舟，精神萎靡，啼哭无力，不思饮食，便溏或稀，时有发热，或肢体浮肿，或有紫癜、齿衄、鼻衄等，舌淡或光红少津，脉细弱者。

【治则】补益脾胃，消积化疳。中期宜驱虫消积，晚期宜补益气血。取奇穴及足阳明经穴为主。

【主穴】四缝、中脘、胃俞、足三里、脾俞、章门。

【配穴】疳气，加公孙、梁门；疳积，加天枢、百虫窝；干疳，加膈俞、三阴交、关元。

第三节　外科、皮肤科病证

一、风疹

风疹是指以身体瘙痒，搔之出现鲜红色或苍白色、成块、成片状隆起的皮疹，发无定处为特征的一种常见的皮肤病。因其时隐时起，遇风易发，故又称为"瘾疹"，俗称"风疹块""风疙瘩"。风疹发病突然，消退迅速，不留任何痕迹。

【主症】皮肤上突然出现大小不等、形状不一的风团，成块或成片，高起皮肤，边界清楚，有如蚊虫叮咬之疙瘩，颜色或红或白，瘙痒异常，发病迅速，消退亦快，此起彼伏，反复发作，消退后不留任何痕迹为主症。若病急重，腹痛腹泻，明显呼吸困难者，属风疹重症。

【治则】疏风清热合营。以手阳明、足太阴经穴为主。

【主穴】合谷、曲池、血海、膈俞、委中。

【配穴】风邪袭表，加外关、风池；胃肠积热，加内庭、天枢；血虚风燥，加足三里、三阴交；湿邪较重，加阴陵泉、三阴交；呼吸困难，加天突；恶心呕吐，加内关。

二、痄腮

痄腮是以发热、耳下腮部肿胀疼痛为特征的一种急性传染病，俗称"蛤蟆瘟""抱耳风"。本病一年四季均可发生，冬、春两季多见，散发为主，较易流行，主要通过飞沫传播。本病主要为外感风温邪毒，经口鼻而入，阻遏少阳、阳明经脉而发。

【主症】以耳下腮部肿胀疼痛，或伴有发热。其肿胀特点是以耳垂为中心漫肿，边缘不清，中等硬度，皮色不变，触之热痛。

【治则】泻火解毒，消肿散结。

【主穴】翳风、颊车、外关、合谷、侠溪。

【配穴】温毒在表，加风池、少商、关冲；热毒蕴结，加大椎、曲池、商阳；毒郁肝经，加太冲、三阴交、曲泉；毒陷心肝，加水沟、太冲、十二井；高热，加大椎、曲池；头痛，加风池、太阳；呕吐，加内关、中脘、足三里。

三、乳痈

乳痈是指以乳房部红肿疼痛，乳汁排出不畅，以致结脓成痈为主症的病证。发于产后 3~4 周内的初产妇，又称"吹乳"；发于妊娠期的，称"内吹乳痈"；发于哺乳期的，称"外吹乳痈"。胃热肝郁、火毒凝结是其基本病机。

【主症】乳房结块，红肿疼痛。

【治则】初期清热散结，通乳消肿；成脓期泄热解毒、通乳透脓；溃脓期补益气血，调和营卫。以足阳明、足厥阴、任脉经穴为主。

【主穴】膻中、乳根、期门、肩井。

【配穴】气滞热壅，加合谷、太冲、曲池；火热炽盛，加内庭、大椎；正虚邪恋，加胃俞、足三里、三阴交；乳房胀痛甚，加少泽、足临泣；恶寒、发热，加合谷、曲池、大椎。

【操作】毫针刺，用泻法，乳痈初期、溃脓期只针不灸；溃脓期用补法或平补平泻法，针灸并用。膻中穴向患侧乳房横刺，乳根向上刺入乳房底部，期门沿肋间隙向外斜刺或刺向乳房，不可深刺、直刺以免伤及内脏；肩井不可向下深刺以免伤及肺尖。每日 1 次，留针 20～30 分钟。

四、肠痈

肠痈，即阑尾炎，多由阑尾腔梗阻或细菌感染引起。是以转移性右下腹疼痛为特征的病证，是外科最常见的急腹症之一。

【主症】初起脘部或绕脐作痛，旋即转至右下腹。以手按之，其痛加剧，痛处固定不移。腹皮微急，右腿屈而难伸，并有发热恶寒、恶心呕吐、便秘、尿黄、苔薄腻黄、脉数有力。甚则痛势剧烈，腹痛拒按，壮热自汗；脉洪数。

【治法】取手足阳明经穴为主。毫针刺用泻法，留针 20～30 分钟。一般每日刺 1～2 次，重症可每隔 4 小时针刺 1 次。

【处方】足三里、阑尾、曲池、天枢。

五、扭伤

扭伤指四肢关节或躯体部的软组织损伤，如皮肤、肌腱、韧带、血管等，而无骨折、脱臼、皮肉破损的症状。

【主症】主要表现为受伤部肿胀疼痛、关节活动障碍等。

【治法】以受伤局部取穴为主，毫针刺用泻法。陈伤留针加灸或用温针。

【处方】

肩部：肩髎、肩髃、肩贞。

肘部：曲池、小海、天井。

腕部：阳池、阳溪、阳谷。

腰部：肾俞、腰阳关、委中。

髀部：环跳、秩边、承扶。

膝部：膝眼、梁丘、阳关。

踝部：解溪、昆仑、丘墟。

六、漏肩风

漏肩风是指以肩关节周围酸重疼痛、活动功能障碍为主症的一种常见疾病。根据其发病原因、临床表现和发病年龄等特点而有"肩凝症""冻结肩""五十肩"之称。女性发病率高于男性。

【主症】以肩关节周围酸重疼痛、活动功能障碍为主症。早期以剧烈疼痛为主，功能活动尚可；后期则以肩部功能障碍为主，疼痛反而减轻。

太阴经证：疼痛以肩前中府穴为主，后伸时加剧。

太阳经证：疼痛以肩后侧肩贞、臑俞穴处为主，肩内收时疼痛加剧。

阳明、少阳经证：疼痛以肩外侧肩髃、肩髎穴为主，三角肌压痛，外展时疼痛加剧。

【治则】舒筋通络，行气活血。取肩关节局部穴为主。

【主穴】阿是穴、肩髃、肩前、肩贞、阳陵泉、中平穴。

【配穴】太阴经证者，加尺泽、列缺；阳明、少阳经证者，加合谷、外关；太阳经证者，加后溪、小海；痛在阳明、太阳经者，加条口透承山。

七、落枕

落枕是指急性单纯性颈项强痛、活动受限的一种病证，又称"失枕""失颈""颈部伤筋"。轻者4~5日自愈，重者可延至数周不愈。多见于成年人，中老年患者落枕往往是颈椎病变的反映，且易反复发作。由于颈项侧部主要由手三阳经和足三阳经所主。因此，手三阳和足三阳筋络受损，气血阻滞，为本病的主要病机。

【主症】突感颈项强痛，活动受限，头向患侧倾斜，项背牵拉痛，甚至向同侧肩部和上肢放射，颈项压痛明显。

【治则】舒筋通络，活血止痛。

【主穴】落枕穴、阿是穴、大椎、后溪、悬钟。

【配穴】风寒袭络者，加风池、合谷；气血瘀滞者，加内关、膈俞；肩痛者，加肩髃、外关；背痛者，加肩外俞、天宗。

【操作】毫针刺，用泻法。先刺远端穴落枕、后溪、悬钟，持续捻针，嘱患者活动颈项部，一般疼痛可立即缓解；再针局部诸穴可配合温针或加艾灸或拔火罐。每日1次，留针30分钟。

八、腱鞘囊肿

腱鞘囊肿是发生于关节部腱鞘内的囊性肿物，内含有无色透明或微呈白色、淡黄色的浓稠黏液，属中医学"筋结""筋瘤"范畴。又称为"筋疣""胶瘤"。多发于腕背和足背部，患者多为青壮年，女性多见。

【主症】腕背或足背部缓慢发展的囊性肿物，呈圆形或椭圆形小肿块，高出皮肤，表面光滑，边界清楚，质软，有波动感，无明显自觉症状或有轻微酸痛；日久囊液充满时，囊壁纤维化而变坚硬，局部压痛。

【治则】行气活血，化瘀散结。局部取穴为主。

【主穴】阿是穴。

【配穴】发于腕背，加阳池；发于足背，加解溪。

【操作】先固定囊肿，常规消毒后，用扬刺法，先于囊肿中央刺一针，然后从四周各刺一针，针尖均刺向囊肿中心，将表层囊壁刺破，留针 20～30 分钟，出针时摇大针孔并迅速拔针，同时手指用力挤压囊肿，尽量使囊内的黏稠状物全部排出，最后用消毒纱布加压覆盖。每日 1 次，可配合艾条局部温和灸。如果囊肿复发可再行针刺。

三棱针：取阿是穴。在囊肿局部常规消毒，固定囊肿，用三棱针对准囊肿高点迅速刺入，将表层囊壁刺破，并向四周深刺，但勿透过囊壁的下层，然后摇大针孔并迅速拔针，同时手指用力挤压囊肿，尽量使囊内的黏稠状物全部排出，然后常规消毒并加压包扎 3～5 日，一般 1 次即可。

九、神经性皮炎

神经性皮炎是指以皮肤肥厚、革化、苔藓样改变和阵发性剧烈瘙痒为特征的皮肤神经功能障碍性疾病，又称为慢性单纯性苔藓。多见于成年人，属中医学"顽癣""摄领疮"等范畴。病变多局限于某处，如颈项、肘窝、腘窝、阴部、骶部等，偶见散发全身，双侧对称分布。

本病主要由外感风热、情志内伤而致。其病机为风热或肝火致血虚生风化燥，肌肤失养。与肺、肝二脏关系密切。

【主症】以初起皮肤瘙痒而无皮疹，反复搔抓后皮肤出现粟粒至绿豆大小皮疹，日久局部皮肤增厚、粗糙，呈皮革样苔藓样变，阵发剧烈瘙痒，夜间加重为主症。多发于颈后、肘、腘、骶、踝等部位。

【治则】风热蕴阻、肝郁化火者，清热祛风，凉血化瘀；血虚风燥、阴虚风燥者，养血祛风，滋阴润燥。以病变局部阿是穴及手阳明、足太阴经穴为主。

【主穴】局部阿是穴、合谷、曲池、血海、膈俞、大椎。

【配穴】风热蕴阻，加风池、外关；肝郁化火，加行间、侠溪；血虚风燥，加足三里、三阴交；阴虚风燥，加太溪、三阴交。

【操作】毫针刺实证用泻法，只针不灸；虚证以针刺为主，平补平泻；局部阿是穴围刺，并可加灸。每日 1 次，每次留针 30 分钟。

十、痤疮

痤疮是指以颜面部出现丘疹、脓疱、结节、囊肿，有时可挤出白色碎米样粉汁为特征的一种皮肤病，又称"粉刺""青春痘"，是青春期男女常见的一种毛囊及皮脂腺的慢性炎症。多发于面部、胸背，一般男性发病比例高于女性，青春期以后大多自然痊愈或减轻。

本病与素体阳盛、情志失调、饮食不节及冲任失调有关。其病机为风热、痰湿或湿热之邪阻滞于颜面、胸背肌肤而致。与肺、脾关系密切。

【主症】颜面、胸背部出现丘疹、脓疱、结节、囊肿，有时可挤出白色碎米样粉汁。

【治则】清热化湿，凉血解毒。冲任失调者，宜行气活血，调理冲任。

【主穴】阳白、颧髎、大椎、曲池、合谷、内庭。

【配穴】肺经风热，加少商、尺泽、风门；湿热蕴结，加足三里、阴陵泉、三阴交；痰湿凝滞，加脾俞、丰隆、三阴交；冲任不调，加血海、膈俞、三阴交。

十一、斑秃

斑秃是一种头部突然发生的局限性脱发，严重者头发可全部脱落。病人多无自觉症状，俗称为"鬼剃头"。因脱发后头皮鲜红光亮，故又称为"油风"。本病多见于青年人，男女比例无明显差异。

本病多因忧思恼怒、久病体虚及肝肾阴虚而致精血亏耗、发失所养而发。与肝、脾、肾三脏有关。

【主症】以患者头发迅速地成片脱落，呈圆形或不规则形，边界清楚，小如指甲，大如钱币，一个或数个不等，脱发后皮肤光滑而有光泽为主症。如继续发展，少数患者损害部位可增多、扩大，严重时出现头发全秃，甚至眉毛、胡须、腋毛、阴毛等亦脱落（称为普秃）。

【治则】气血两虚、肝肾不足者，补益肝肾，养血生发；血热生风、瘀血阻络者，行气活血，化瘀通窍。取局部、督脉及肝肾的背俞穴为主。

【主穴】脱发区、百会、通天、大椎、肝俞、肾俞。

【配穴】气血两虚，加气海、血海、足三里；肝肾不足，加命门、太溪；血热生风，加风池、曲池；瘀血阻络，加膈俞、太冲。

【操作】毫针刺，实证用泻法，只针不灸。虚证用补法或平补平泻法，针灸并用；局部用梅花针叩刺，实证重叩，虚证轻叩。每日 1 次，留针 20 ~ 30 分钟。

第四节　五官科病证

一、目赤肿痛

目赤肿痛是指以目赤面痛、羞明多泪为特征的一种眼科常见的急性病证，俗称"红眼病""火眼"。根据其临床症状，又有"天行赤眼""风热眼""暴风客热"之称。多发于春夏两季，往往双眼同时发病，具有传染性和流行性。本病主要由于外感时邪疫毒所引起。

【主症】目睛红赤，畏光流泪，目涩难开，眵多。

【治则】清泄风热，消肿定痛。取眼区局部、足厥阴经穴为主。

【主穴】合谷、睛明、太阳、太冲。

【配穴】外感风热，加风池、少商；肝胆火盛，加行间、侠溪。

【歌诀】合谷目赤肿，睛明太阳冲。

【操作】毫针刺，用泻法，太阳穴点刺出血。每日 1 次，病情重者每日 2 次，留针 20 ~ 30 分钟。

【预防】本病流行期间应隔离患者，毛巾、脸盆等需煮沸、日晒或消毒，防止传染给他人。羞明重者应避免强光刺激，忌食辛辣食物。

二、睑腺炎

睑腺炎是指以眼睑边缘部生小硬结，红肿痒痛，形似麦粒，易于化脓溃烂为特征的眼病，又称为"针眼""偷针眼""土疳""眼丹"。多发于单眼，且有惯发性，以青少年为多发人群。

【主症】初起眼睑局限性红肿硬结、疼痛和触痛，继则红肿逐渐扩大；数日后硬结顶端出现黄色脓点，破溃后脓自流出。

【治则】清热解毒，消肿散结。

【主穴】睛明、攒竹、合谷、承泣、太阳。

【配穴】外感风热，加风池、外关；热毒炽盛，加大椎、曲池、行间；脾虚湿热，加三阴交、阴陵泉。

【操作】毫针刺，用泻法或补泻兼施法。睛明、承泣，注意针刺方法，用左手拇指将眼球向外（睛明）、向上（承泣）轻推固定，右手持针紧靠眶缘缓慢刺入0.5~1.0寸，不提插、少捻转，出针后按压针孔2~3分钟。太阳穴可用三棱针点刺出血。每日1次，留针20~30分钟。

三、近视

近视是指以视近清楚、远视模糊为特征的眼病，又称为"能近怯远症"。与心、肝、肾关系密切。

【主症】视近物正常远视物模糊不清，视力减退。常有视物过久则双眼疲劳，进展期双眼球疼痛等特点。

【治则】滋补肝肾，益气养血，通络明目。取背俞穴和局部穴为主。

【主穴】肝俞、肾俞、睛明、攒竹、承泣、光明。

【配穴】肝肾阴虚，加太溪、太冲、阳白；气血两虚，加三阴交、足三里、四白、心俞、脾俞、胃俞。

【歌诀】近视睛明风池泣，翳明合谷足三里。

【操作】毫针刺，用补法，气血不足可加灸。以上穴位分2组交替使用，每日1次，或每周3次，留针20~30分钟。

四、耳鸣、耳聋

多由暴怒、惊恐、肝胆风火上递，以致少阳经气闭阻或因外感风寒、壅遏清窍，或因肾虚气弱、精气不能上达于耳而成。

【主症】实证：暴病耳聋或耳中觉胀，鸣中不断，按之不减。肝胆火逆多由面赤、口干、烦躁、善怒、脉弦。外感风邪多见寒热头痛、脉浮等症。

虚证：久病耳聋，或耳鸣时作时止，操劳时加剧，按之鸣声减弱，多兼头昏、腰酸、遗精带下，脉虚细。

【治法】取手足少阳经穴为主。实证针用泻法；虚证兼取足少阴经穴。针用补法。

【处方】翳风、听会、侠溪、中渚。肝胆火盛，加太冲、丘墟；外感风邪，加外关、合谷；肾虚，加肾俞、关元。

【歌诀】翳风听会治耳鸣，侠溪中渚少阳经。

五、牙痛

牙痛为口腔疾患中的常见症状，其发生主要与胃经郁火和肾阴不足有关。

【主症】牙痛甚剧，兼口臭、苔黄、口渴、便秘、脉洪等，乃阳明火邪为患。痛甚龈肿兼形寒身热、脉浮数等者，为风火牙痛；如隐隐作痛，时作时息，口不臭，脉细或齿浮动者，属肾虚牙痛。

【治法】取手足阳明经穴为主。毫针刺用泻法，循经远道可左右交叉刺。

【处方】合谷、颊车、内庭、下关。

【配穴】风火牙痛，加外关、风池；阴虚者，加太溪、行间。

【歌诀】牙痛当取阳明经，合谷颊车下内庭。

六、鼻渊

鼻渊是指以鼻流浊涕、鼻塞、嗅觉减退，甚至丧失为特征的病证，重者称为"脑漏""脑渗"。鼻渊的发生于肺经有关。多因外感风热邪毒，或因风寒侵袭，蕴而化热，热郁于肺，循经上蒸于鼻；或肝胆火盛，胆火循经上犯于脑，即"胆移热于脑"而成；或因脾胃湿热使运化失常，湿热循阳明经上犯于鼻而发为此病。

【主症】鼻流浊涕，鼻塞，嗅觉减退甚至丧失。

【治则】清热泻火，宣肺通窍。

【主穴】列缺、合谷、迎香、印堂。

【配穴】肺经风热，加外关、少商、风池；肝胆郁热，加行间、阳陵泉、侠溪；脾经湿热，加阴陵泉、商丘、内庭。

【歌诀】鼻渊列缺合迎香，鼻通风池与印堂。

七、咽喉肿痛

咽喉肿痛是口咽和咽喉部病变的主要症状，以咽喉部红肿疼痛、吞咽不适为特征的疾病，属于"喉痹""乳蛾""喉蛾""急喉风""慢喉风"范畴。因小儿形气未充，故患此病者居多。其病位在咽喉，热盛阴亏为主要病机，与肺、胃、肾等脏腑关系密切。

【主症】咽喉部红肿疼痛，吞咽不适。

【治则】清热利咽，消肿止痛。风热外袭者，疏风清肺；肺胃实热者，清胃泄热；肺肾阴虚者，滋阴降火。取手太阴经、手足阳明、足太阴经穴为主。

【主穴】少商、鱼际、合谷、内庭、照海、天突。

【配穴】风热外袭，加外关、大椎、风池；肺胃实热，加曲池、尺泽、丰隆；肺肾阴虚，加太溪、肺俞。

【歌诀】咽喉肿痛实热证，少商泽谷陷关冲，咽喉肿痛阴虚，太溪照海鱼际。

八、口疮

口疮是指口腔黏膜发生浅表小溃疡，以灼热疼痛为特征的疾病，亦称为"口疳"。易发于青少年，具有周期性反复发作的特点。本病多由心脾积热，或阴虚火旺，邪热上攻，熏灼口腔黏膜所致。

【主症】唇、颊、上颚、舌面处见黄豆大小的黄白色溃疡，周围鲜红微肿，灼热疼痛，影响进食。具有周期性反复发作的特征。

【治则】清热止痛。心脾积热者，清热解毒；阴虚火旺者，滋阴降火。取手少阴经、足阳明经、足少阴经穴为主。

【主穴】地仓、合谷、阴郄、太溪、劳宫。

【配穴】心脾积热者，加内庭、少冲；阴虚火旺者，加照海、三阴交；疼痛甚者，点刺金津、玉液出血；便秘，加天枢、大肠俞、支沟；心烦失眠，加神门、四神聪。

参 考 文 献

[1] 王德敬主编. 经络腧穴学. 北京：人民卫生出版社，2005.

[2] 王德敬主编. 经络与腧穴. 北京：人民卫生出版社，2014.

[3] 刘茜主编. 针法灸法学. 北京：人民卫生出版社，2014.

[4] 郭诚杰主编. 针灸学. 北京：中国中医药出版社，2000.

[5] 刘宝林主编. 针灸治疗学. 北京：人民卫生出版社，2005.

[6] 刘宝林主编. 针灸治疗学. 北京：人民卫生出版社，2014.